血糖を下げる
すぐ効く 食べ方 食べ物

医学博士・イシハラクリニック院長
石原結實

三笠書房

〈はじめに〉

従来の「食事療法」とは全く違う食べ方

終戦（1945、昭和20年）後しばらくは、日本中合わせても数百人しかいなかったとされる糖尿病患者。いまやその予備群も合わせると2050万人も存在する。もはや、高血圧につぐ国民病が「糖尿病」といっても過言ではない。

「糖尿病の原因は遺伝で、発症すると薬やインスリン注射で病状をコントロールすることはできるが、完治はできない」と主張する糖尿病専門医も少なくない。

また、「糖尿病の原因は食物中の糖分だ」として、糖質制限なるものも流行している。

しかし、1950（昭和25）年から2000（平成12）年にかけての50年間に、日本人がどれだけ米やイモ類を摂らなくなったかを調べると、それぞれほぼ「2分の1」「10分の1」になっている。**糖質そのものである米やイモ類を食べなくなったのに、なぜ、「糖尿病の原因は『糖質』の摂りすぎ」と言えるのだろうか。**

こんな例がある。

65歳で大学教授を定年退職をされたＡ氏は、趣味のテニスでその年齢においてはかなりの運動量をこなされている。しかし、ここ数年、中等度の糖尿病（ＨｂＡ１ｃ《ヘモグロビンエーワンシー》＝７・８％前後）と診断され、薬が欠かせない。

なぜ、そんなハードな運動をしているのに、糖尿病になってしまったのかの理由は、たぐいまれなる「健啖《けんたん》ぶり」にあった。ビール、ワイン、日本酒……アルコールは何でもいける酒豪。そして、お酒の後は、肉、魚、卵、ご飯、パスタ、ピザ、何でもござれ、デザートもたっぷり……と、びっくりするほどの食欲である。

そのＡ氏が、かつての仕事の関係からインドに長期間にわたる滞在をされた後、半年以上も下痢が続き、検査をしても原因不明。発熱も腹痛も伴わないので、食生活を変えることなく、テニスも続けられていた。

そして半年後のこと。糖尿病の指標の一つである「ＨｂＡ１ｃ」を計ったら、なんと６・２％と正常化していたのである。これは、「慢性の下痢で、過剰な糖や脂肪などが体内に吸収されなかったことが糖尿病を改善させた」という単純な理屈だ。

下痢という災いが結果的に幸いしたＡ氏の症例が示しているのは、糖尿病は単なる「食べすぎ病である」ということだ。

糖質は、昨今はまるで私たちの敵のごとく扱われているが、**体内の細胞を活動させるための必須のエネルギー源であり、生きていく上で欠かせない存在**だ。

問題なのは、その糖質の摂取が多すぎたり、体内で上手に使えなかったりして、**血液中にあふれかえること**である。血液中の糖質の量が「血糖値」であり、それが増えすぎると、血管を傷め、さまざまな合併症はじめ、心筋梗塞《こうそく》や脳卒中、がんや認知症の下地にもなる。

血液中にあふれさせないためには、解決策はシンプルに2つしかない。

① 糖質、脂質の摂りすぎをやめる

② 糖質を体内でしっかり使い切るようにする（燃やす）

これによって、薬で血糖値をコントロールする小手先の対策でなく、根本的な治療も可能になる。どちらも、つらい食事制限や、無理な運動を必要としない。

私が伊豆で30年以上にわたって運営しているニンジン・リンゴジュース断食による健康増進を図る保養所に、もう数十回も来ていただいている藤本孝雄元厚生大臣（東大卒、農水相、沖縄開発庁長官もご歴任）のご紹介で、厚生労働省の現役局長のB氏が5月の連休に毎年やって来られる。

今年も来られた折、年間40兆円を超え（2014年度）、これからも毎年1兆円ずつ高騰していき、その結果、日本の財政を圧迫している日本の医療問題に関して話し合う機会を得たが、

「団塊の世代が全員、後期高齢者に達する2025年、医療費の高騰のために世界に冠たる日本の健康保険制度が危機を迎える『2025年問題』」

を本気で憂慮されていた。

官僚でいらっしゃるので、はっきりはおっしゃらないが、

「医師や医療側は、もっと生活習慣病の予防のほうに力を入れて医療費の高騰を抑えてほしい……」

というニュアンスが言外ににじみ出ていた。

蛇足であるが、1兆円とは「100万円ずつ毎日（毎年ではなく）、2740年間使い続けた額」である。

生活習慣病といわれる糖尿病はじめ、高血圧、痛風、脂肪肝、がんなどに対して医療側

は必要最小限の検査や投薬を心がけ、予防法に力を入れるべきだろう。患者側も日頃から食事や運動などで生活習慣を改善させ、自ら予防する責務がある。

本書がきっかけとなって、一人ひとりが健康で医療費を必要としない幸せな人生を送れる一助になれば幸いだ。

石原　結實

◎もくじ◎

1章 実証・実例 糖尿病は「治る病気」だった
――少食、ニンジン、生姜で血糖が下がった症例

2章

糖尿病とはいったい何なのか
——なぜ、血糖値が上がるといけない？

3章 西洋医学での糖尿病の治療
——悪化を遅らせはするが、治りはしない？

4章 クスリなしで血糖値を下げて、上げない法 食生活篇

5章 クスリなしで血糖値を下げて、上げない法
運動、日常生活篇

付 血糖を下げる「ベスト食材」＆「簡単レシピ」選

本文イラスト――中村知史

1章

実証・実例 糖尿病は「治る病気」だった

――少食、ニンジン、生姜で血糖が下がった症例

実例❶ 糖尿病のどん底状態から脱出

（M・Wさん／43歳／男性）

長年の暴飲暴食と車を使う生活からの運動不足で、とうとう体が悲鳴をあげ、病院へ。血液検査の結果、糖尿病と診断されました。

聞いて愕然《がくぜん》とし、その足で書店に直行し、糖尿病の本を数冊購入。自分の検査数値と見比べながら読み進むほどに、悪くなることしか書かれておらず、ひとつとして希望の光を見出すことができませんでした。高血糖からの失明、壊疽《えそ》での足の切断、腎不全、肝不全……死の恐怖まで感じました。

そんな落ち込んでいた私に、後日訪れた別の書店のレジ前に置かれていた1冊の本が、生きる希望とエネルギーを与えてくれたのです。それがドクター石原氏との出会いでした。

1冊一気に読み終わった後、ドクター石原氏の本を何冊か購入し、そこに書かれていたニンジン・リンゴジュース、生姜紅茶、それにウォーキングという名の散歩を半月続けていた時にチャンスが訪れ、直接ドクターの診察を受けることができました。

診察の際、「このまま続ければ必ずよくなりますから、大丈夫ですよ」とドクターが力

6カ月で血糖値 202→59に！（M・Wさん）

	正常値	2007 2/2	2/14	3/14	4/13	6/13	8/21
体重(kg)		**73.5**	73.5	69.5	64.5	62.0	**57.0**
血糖(mg/dl)	**110未満**	**202**	**150**	**89**		**78**	**59**
HbA1c(%)	4.6~6.2	**8.3**	8.2	7.1	6.0	5.4	**5.2**
アルブミン(g/dl)	3.8~5.3	—	4.6	4.7		4.6	4.7
GOT(単位)	10~40	—	45	27		23	21
GPT(単位)	5~45	—	65	35		21	20
γ-GTP(単位)	0~70	—	110	40		30	28
尿酸(mg/dl)	3.4~7.0	—	7.5	6.4		6.9	6.0

強く言い切ったのを聞き、自信が湧き出し、継続することができました。

２月の検査では８・３あったＨｂＡ１ｃ値が、３月14日では７・１になり、肝臓、腎臓、すい臓その他異常なし。１カ月後の４月13日には６・０、最初の検査から半年後の８月21日には５・２と改善。血糖値も２０２が59に下がりました。体重も半年で16・５kgも減量でき、日々の生活が楽になりました。

これからも少食生活を続けていこうと思っています。どん底から脱出できたのは、ドクター石原氏のおかげです。ありがとうございました。

追伸

長年の花粉症も改善し、二重の喜びです。

実例❷ ずっと高かった中性脂肪もコレステロールも劇的改善

（Y・Kさん／67歳／男性）

石原結實先生

『「体を温める」と病気は必ず治る』（石原結實著・三笠書房）を読んで実行。

5月の初め頃から、朝は生姜紅茶がほとんど。たまにニンジン・リンゴジュース。昼はそば、ヤマイモ、生姜、わかめ。夜は玄米、おかずは普通に。

できるだけ和食に近いようにしています。

一覧表のとおり長年、血糖、中性脂肪とコレステロールの値が高くて困っていました。それと体温が35・3℃でした。体重の減少が心配ですが、いまは体温が36・2℃まで上がり体調がよいように思いますので続けたいと思います。

アドバイスしていただけますか。

Y・K

血液検査数値に加えて、「低体温」も改善（Y・Kさん）

	2006 8/20	2007 2/17	2007 6/6
血糖(mg/dl)	**175**	**97**	**87**
中性脂肪(mg/dl)	182		48
総コレステロール(mg/dl)	216	238	183
HDLコレステロール(mg/dl)	48	49	48
γ-GTP(単位)	175	97	87
動脈硬化指数(単位)		3.86	2.8
体重(kg、身長は163cm)		53	48

Y・Kさんへの私（石原）からの返信

冠省

お便り（FAX）を編集部からいただきました。ありがとう存じます。

さて、血液検査の一覧表を拝読いたしましたが、実に見事というほかありません。これだけすべての検査値を正常化させる薬など、この世に存在しませんし、万一あったとしましても、薬には、副作用がつきものです。

でも、Y・K様におかれましては、

①血糖は糖尿病の中程度状態＝175mg／dℓであったのに劇的改善（正常値＝110mg

／dℓ未満）

②中性脂肪も劇的改善（正常値＝１５０㎎／dℓ未満）

③総コレステロールも改善（正常値２１９＝㎎／dℓ未満）

④ＨＤＬコレステロール（動脈硬化を防ぐ善玉コレステロール）は、総コレステロールが減少したのに変わらないので、大変よい

⑤γ《ガンマ》‐ＧＴＰ（西洋医学ではアルコール過剰と考えるが、自然医学では体内の水分過剰の表われと見る）の高値も劇的改善！（正常値＝70Ｕ／ℓ未満）

⑥動脈硬化指数、改善

と、すばらしいのひと言につきます。

体重減少は、これまで体内に蓄積していた余分な脂肪、糖分、水分（何といっても体重の60％以上が水分ですから）や老廃物を、いまの少食（1日2食）により排せつし、本当の健康体になられた証拠です。

今後、同じ食生活を続けられても少しずつ体重が戻られるとは存じますが、肥満の人から先に病気になり、死亡していく傾向が強いようですので、体重減少はメタボリック・シ

ンドロームの予防のためにも大変よいことです。

ただし、今後ウォーキング、スクワットなどの筋肉運動で筋肉を少しずつ増やしていかれると、健康的な体重の増加が得られると存じます。

〝体調が順調〟でいらっしゃるのですから、何のご心配もなく、この健康法をお続けくださいませ。

益々のご健勝、ご多幸をお祈りいたします。

石原結實

実例❸　「1日1・5食」で体質まで変わった

（Ｃ・Ｋさん／45歳／男性）

ご無沙汰しております。

石原先生のますますのご活躍、拝見させていただいております。

母が先生の施設に行くことが決まりましたので、私の近況報告をさせていただきたいと思いました。

３年前、72kgから83kgに体重が急に増えた頃から、陰部や全身のかゆみ、のどの渇きを感じるようになりました。翌年の人間ドックで、糖尿病、高脂血症、脂肪肝、肥満、左周辺網膜《もうまく》変性症（糖尿病性網膜症《もうまくしょう》）と診断されました。検査値は、γ‐ＧＴＰ88（正常値＝70Ｕ／ℓ未満）、中性脂肪２７３（同１５０mg／dℓ未満）、総コレステロール２７１（同２１９mg／dℓ未満）、ＨｂＡ１ｃ７・９（同４・６〜６・２％）、血糖値１７７（同１１０mg／dℓ未満）（食前）、３８１（食後１２０分）、体重77・３kg（身長は１７２cm）でした。

以前、福祉関係の仕事に携わっていた時に、糖尿病を患った方々が腎不全などの病気を併発され亡くなられていく姿を目《ま》の当たりにしました。自らが糖尿病と診断された時には、死への現実を突きつけられた思いでした。一般の治療方法では糖尿病は治癒しないことを理解していましたが、何気なく立ち寄った書店で、先生のご著書『「体を温める」と病気は必ず治る』にめぐりあい、その場で購入しました。

それから毎日、ニンジン・リンゴジュースや生姜紅茶（４杯程度）、また昼食はとろろそばを摂るようにしながらウォーキングやサウナ浴を実践したところ、体重は２カ月間で72kgまで５kgほど減少しましたが、それ以上は思うように減少しません。そこで、石原先生が実践されている１日１～１・５食の少食生活を実践したところ、１年後の健康診断では、次のような結果となりました。γ‐ＧＴＰ30、中性脂肪１３４、総コレステロール２３５、ＨｂＡ１ｃ５・２、体重66kg。また、最近の状況としては、ＨｂＡ１ｃ５・１との検査結果から、現在は、糖尿病と無縁の生活を送らせていただいております。本当にありがとうございました。

蛇足ですが、私の体験を聞いた兄は、毎日欠かさず生姜紅茶を飲むように心がけたところ、１カ月ほどで６kg（72kg↓66kg）の減量に成功したと言っています。

最後となりましたが、石原先生の更なるご活躍をお祈り申し上げます。

Ｃ・Ｋ

実例❹ 心不全、糖尿病、高脂血症が治って、体重も18kg減！

（Aさん／46歳／男性）

身長163㎝のAさんは、体重90㎏という肥満が30代半ばより続いており、会社の健診ではいつも、「減量しないと、さまざまな生活習慣病にかかるので危険だ」と産業医から注意を受けていた。

しかし生来、運動は嫌いでアルコールは大好き、肉、卵、ハムなどは毎日食べる……という生活を続けていたところ、40歳になった年のある日、就寝中に突然、胸痛がして、息苦しくなり、呼吸困難になりかけて救急車で病院に運ばれた。

翌日から検査が始まり、結局は、

①心不全により胸水が貯留《ちょりゅう》している、その原因は拡張型心筋症である

②空腹時血糖（正常値＝110㎎／dℓ未満）が270㎎／dℓと、高度の糖尿病

③血圧（正常値＝上140㎜Hg／下90㎜Hg以下）が180／110㎜Hgと高血圧

④中性脂肪（正常値＝150㎎／dℓ未満）が470㎎／dℓと異常に高く高脂血症

という診断が下り、2カ月の入院を余儀なくされた。

退院後も、利尿剤2種類と降圧剤2種類を服用し、なんとか高血圧と心不全のコントロールはなされているものの、糖尿病と高脂血症がまったく改善しない。

義姉の紹介で、私のクリニックを受診されたので、朝食はニンジン・リンゴジュース1~2杯と生姜紅茶1~2杯。昼食はとろろそば（ヤマイモには血糖低下作用がある・185ページ参照）、夕食は和食を中心にアルコールを含めて何でも可、という「石原式基本食」（126ページ）をおすすめした。

すると、4カ月後には、体重が18kg減って72kgに、空腹時血糖270mg／dℓが126mg／dℓにと、見事に改善。血圧は140／90mmHg、中性脂肪も470mg／dℓが138mg／dℓ、と正常になり、心臓のはたらきを表わすBNP（脳性ナトリウム利尿ペプチド）の値も低下し、心不全も改善した。

実例❺ 脂肪肝も高脂血症も糖尿病も治癒した

（I・Sさん／45歳／男性）

会社社長のI・Sさんは、私のクリニックでの2016年10月の初診時、身長171㎝、体重125kgであり、下痢、頻尿、多汗を主に訴えられた。

また、血液検査上では、脂肪肝、高脂血症、中等度～重度の糖尿病、多血症という状態だった。そこで私は、I・Sさんに対し、体重の60％が水分であるので日頃、多量に飲んでいるお茶、水、コーヒーが、肥満（水太り）の大きな原因である、と説明した。

雨に濡れると体が冷えるように、体内に余分な水分が貯留すると、体が冷える。人体のあらゆる臓器は、体温によってそれぞれの反応やはたらきをしているのだから、体が冷えると、体内の余分な水分を体外へ排せつして、体を温めようとする。I・Sさんの多汗や頻尿、下痢（水様便）の悩みはまさしくこれである――とお話しすると納得されたご様子。

そこでアドバイスとして、

①不必要な水分は飲まない。飲むなら、体を温めて利尿作用もある紅茶（必ずしもホットでなく、アイスティーでも可）を飲む

②「石原式基本食」（126ページ）による食事療法
（朝食）生姜紅茶1～2杯かニンジン・リンゴジュース1～2杯、または両方を1～2杯ずつ
（昼食）そば
（夕食）アルコールを含めて、和食を中心に何でも可
についてお話しした。
それから6カ月以上音沙汰がなかったが、2017年5月に再診された時は、目を疑った。33kg減量されて92kgになっておられ、血色もよく、動作もキビキビとし、全体的にとても若々しくなっている。この間、薬は飲んでいないとのこと。
検査成績の表を見て再度びっくり。脂肪肝も高脂血症も、重症の糖尿病も完璧に治癒していたのだ。
「1日2食以下」「減量」「生姜紅茶」「ニンジン・リンゴジュース」の偉大な治癒力に、その健康法を長年、唱えてきた私も改めて驚かされているところである。

●I・Sさんの血液検査の数値についての見方

2016年10月13日の数値

①A／G比について

A／G比とは、アルブミン（肝臓で合成される栄養タンパク）／グロブリン（病気の時、白血球で作られる免疫タンパク）のことで、値が低いほど、栄養状態、免疫状態が悪いことを示す。

②肝機能について

GOT（AST）やGPT（ALT）値の上昇は肝細胞の破壊が大きいことを示す。

総コレステロール＝231、LDL（悪玉）コレステロール＝147、中性脂肪＝171と高脂血症なので、肝細胞の破壊は脂肪が原因（脂肪肝）と推定される。

また、γ‐GTP値の高さ＝169は、日頃飲酒が多いことがうかがわれる。

③腎機能について

腎機能は、超肥満状態の時も正常値に保たれており、尿酸（痛風のもと）も正常である。

④HbA1c値について

7カ月の「石原式基本食」で
これだけ変わった（I・Sさん）

		正常値	2016 10/13	2017 5/9
A／G比		1.3〜2.0	1.24	1.46
肝機能	GOT/AST	10〜40μ/l	100	32
	GPT/ALT	5〜45μ/l	83	21
	ALP	104〜338μ/l	230	174
	γ-GTP	0〜70μ/l	169	83
	コリンエステラーゼ	234〜494μ/l	536	351
	LAP	30〜702μ/l	66	69
腎機能	尿酸	3.4〜7.0mg/dl	6.6	5.3
	尿素窒素	8.0〜23.0mg/dl	7.7	10
	クレアチニン	0.61〜1.08mg/dl	0.69	0.58
糖尿病	HbA1c	4.6〜6.2%	10.4	5.5
血球	赤血球	427〜570（×104μ/l）	609	503
	血色素	13.5〜17.6g/dl	18.2	15.7

1～2カ月の血糖の平均値を表わす「ＨｂＡ１ｃ」値＝10・４と異常に高い値である。これは中等度～重度の糖尿病状態を示している。普通の医療機関なら、即、インスリン注射か経口糖尿病薬が数種類処方されるほどの糖尿病だ。私も、当初それをすすめた。

⑤血球について

赤血球、血色素ともに多く、血栓症（脳梗塞や心筋梗塞）が起こりやすい状態である。

２０１７年５月９日の数値

①Ａ／Ｇ比について

Ａ／Ｇ比＝１・24→１・46と上昇。栄養・免疫状態とも良好になったことを示している。

②肝機能について

アルコールはこの7カ月間、それまでと同量飲まれていたようだが、肝臓でのアルコール代謝力が増強したのであろう。γ-ＧＴＰ＝83と、もうひと息のところまで、低下している。

動脈硬化を促進する総コレステロール＝２３１→２１２、ＬＤＬ（悪玉）コレステロール＝１４７→１０６、中性脂肪＝１７１→１４７と低下（正常化）したのに、動脈硬化を防ぐＨＤＬ（善玉）コレステロール＝52→77と上昇！　肝機能値は正常化してきたといっていい。

③腎機能について

腎機能の直接の指標となるクレアチニンは、０・69→０・58（低いほど腎機能良好）と低下し、痛風のもとの尿酸も６・６→５・３と低下。

④ＨｂＡ１ｃ値について

いきなり「インスリン療法」がなされてもよいくらいだった中等度〜重度の糖尿病が、ＨｂＡ１ｃ値が10・４→５・５と完全に正常化している。

⑤血球について

赤血球＝６０９→５０３、血色素＝18・２→15・７と多血症も正常化し、血栓症のリスクも回避されている。

実例❻ この年でインスリン注射をやめられました！

（Y・Y子さん／78歳／女性）

以下、Y・Y子さんとの手紙のやりとりである。

突然で失礼でございますがY・Y子と申します。娘が大変お世話になっております。先生のことを聞き、本もたくさん（8冊）購入し、勉強させていただきました。以来〝石原党〟でございます。この頃いい年になり、身体もガタガタ音がするようになりました。

平成15（2003）年から、血糖が高く、治療が始まりました。現在、使用している薬は、インスリン朝6、昼5、夜8単位と、8月からドライアイで目薬です。

現在、⑴便秘、⑵肩、ヒザの痛み、⑶4月くらいから足のしびれで悩んでおります。

気になることは、カロリーを考えますと、果糖の多いリンゴなどで作った生ジュースを朝コップ1杯飲んでおりますが、朝、6単位のインスリン注射との関係はどうだろうか、と考えますが、お忙しい先生に、長々と申し訳ございませんが、何卒、よろしくお願い申し上げます。ありがとうございます。
２０１３年10月７日

Y・Y子

血液検査（２０１３年９月26日）
血糖　１２０㎎／dℓ（正常値＝１１０㎎／dℓ未満）
HbA1c　６・０％（正常値＝４・６～６・２％）

Y・Y子様

冠省：お便り拝見しました。お嬢様には先日、サナトリウムに来て下さり、また、大好物の焼酎のお土産を賜わり、誠にありがとう存じます。

さて、ご症状についてです。

(1)身体が、ガタガタ音がする…ウォーキング、もも上げ運動、かべ腕立て伏せなどで、筋肉を少しずつ鍛え、柔らかくされることが一番肝要です。

(2)ドライアイ…湯（43℃くらい）にタオルをつけ、目をつぶって、目の上から温湿布としてのせること（3～5分）を1日数回くり返して下さい。
(3)インスリン…過去1～2カ月の血糖の平均を表わすHbA1cは4・6～6・2が正常ですが、英国カーディフ市で糖尿病の患者4万人を調べたところ、HbA1c＝6・7～7・1くらいが一番長生きで、あまり正常値まで抑えすぎると、死亡率が上がることがわかりました。

よって、朝にニンジン・リンゴジュースを飲まれるときはインスリンは注射しなくてよいのではないかと存じます（HbA1c6・0と大変よいですので）。

昼夜はこれまで通り、注射を続けて下さい。
(4)足のしびれ…足浴を毎日と、かかと上げ運動を1日100回（10回×10）やられるとよいかと存じます。

〈Y・Y子さんからの2回目の手紙／2014年5月〉

長い事、失礼しております。先生には大変お世話になりました。毎日、何の不安もなく、元気で過ごしております。

いま、食事は、朝は「ニンジン・リンゴジュースのみ」で、昼、夜は食べすぎないようにして、先生の本を勉強しながら、運動も実行しています。
「肩の痛み」は2カ月でなくなりました。ヒザの痛みは、もう少しのところまできました。

血液検査（2014年4月30日）
血糖　109mg／dℓ
HbA1c　5・9％
でしたが、S病院は、私を離そうとなさらないですね。いかに「金とり病院」かと思っております。

〈Y・Y子さんからの3回目の手紙／2015年4月〉
春たけなわとなりました。
4月2日、S病院に御礼とお別れをしなければ、と出かけました。
先生、糖尿病は治りました。3月11日夜からインスリンの注射も止《や》めております。

採血と尿検査は致しましたが、「見事だね。そしたら、薬はどうするね」と主治医から聞かれ、「治っていますので、要りません」と言いますと、ポカンとヘンな顔をされました。「薬を買う人が1人減ったな」というお医者でしかないなあ、と思います。
石原先生のような、本当のドクターはいらっしゃいませんね。先生にめぐりあえて、何十年も寿命をいただいた、と思っています。もう、二度と病気にはなりたくありません。

血液検査（2015年4月）
血糖　108mg／dℓ
HbA1c　6・0%

Y・Y子さんは、インスリンの注射（1日計19単位）により、糖尿病のコントロールがうまくいっていたが、朝食をニンジン・リンゴジュース、昼食と夕食は、腹八分以下の少食にされ、インスリン注射なしでも血糖値が正常になり、糖尿病状態を脱した。

こうした症例を掲載すると、糖尿病の専門医からお叱りを受ける心配もある。なぜなら「糖尿病はコントロールできるが治らない」というのが、西洋医学的見解であるからだ。しかし、ここに掲載した症例は、ご本人直筆の手記である。事実は事実だから、その事実に対しては、文句のつけようはないと思う。

慶應義塾大学医学部を出られて、国立がんセンターの疫学部長、東京農業大学教授、国立健康・栄養研究所理事長などの要職を歴任された渡邊昌医学博士のご高著『「食」で医療費は10兆円減らせる』(日本政策研究センター)に次のようなくだりがある。

「1992年、国立がんセンター疫学部長として、がんの研究に没頭していたころ(53歳)、空腹時血糖＝260㎎／dℓ、HbA1c＝12・8％で、〝完全に糖尿病です〟と診断された。〝すぐに薬で血糖値を下げましょう〟という医師の言葉に従わず、それまでの欧米型食生活から玄米菜食を中心とした和食に切り換えるとともに、食事の時間、食べ方、運動などを含めた生活習慣全般の改善による血糖値コントロールに挑戦した。……その結果、1年後には13kgの減量に成功し、血糖値も正常化した……」(要約)

渡邊博士が自ら実践された治療法は「薬を使わず、食事と運動だけで糖尿病を治したお医者さん」として、2001年に読売新聞で紹介され、大きな反響を呼んだ。ところが同時に全国の医師から抗議が殺到した。「『食事と運動だけで治る』というのは、糖尿病患者に誤解を与えるものだ」などと。

これに対し、渡邊博士は「いまの医療の現場では、十分な指導もしないで、すぐに投薬する医師が少なくないという現実です。……こんなことを放置したままでは医療費は膨らむばかりです」と述懐されている。

2
章

糖尿病とはいったい何なのか

――なぜ、血糖値が上がるといけない？

いま、「糖尿病」はここまで広がっている

糖尿病とはいったいどういうものか。毎年、厚生労働統計協会から出版される『国民衛生の動向（2017／2018）』に、現在の日本人の糖尿病の状況が首尾よくまとめられているので、拝借して掲載させていただく。

糖尿病 糖尿病は、生活習慣と無関係に主として小児期から発症する1型糖尿病と、わが国の糖尿病の大部分を占める2型糖尿病に分けられる。このうち2型糖尿病の発症には運動や食事などの生活習慣が関連しており、生活習慣の改善により糖尿病の発症を予防する対策が重要である。

平成24年の国民健康・栄養調査では、糖尿病が強く疑われる者（ヘモグロビンA1c〈NGSP〉の値が6・5％以上、または質問票で現在糖尿病の治療を受けていると答えた者）は約950万人、糖尿病の可能性が否定できない者（ヘモグロビンA1 c〈NGSP〉の値が6・0％以上6・5％未満で糖尿病が強く疑われる者以外の者）は約1100万人、合わせて約2050万人と推定され9年以降増加していたが、19年の約2210万人から初めて減少に転じた。

また、糖尿病を指摘されたことがある者のうち、現在治療を受けている者は62・0％、過去に受けたことがあるが現在受けていない者は9・7％、これまでに治療を受けたことがない者は28・3％であり、治療を受けている者は平成19年に比べ男女とも増加した。糖尿病合併症の予防の観点からも治療の継続が重要である。

糖尿病が全死亡に占める割合は1・0％（平成27年）と、死因の上位となってはいないが、糖尿病はわが国の主要な死亡原因である脳卒中や虚血性心疾患などの危険因子である。また、糖尿病は症状が出現した時には、すでに病状が進行した状態となっていることもあり、糖尿病に関連した合併症が重大な問題となっている。日本透析医学会の調査報告によると、27年に新規に透析導入された患者数は39462人であり、透析導入の原因疾患として糖尿病性腎症は第1位（43・7％）であった。さらに、27年中に糖尿病を主原因として1263人が視覚障害と新規に認定されており（厚生労働省「福祉行政報告例」）視覚障害の原因としても糖尿病は重要といえる。

どうなると「糖尿病」と診断されるのか

私たちの体は60兆個の細胞でできている。その細胞たちの活動源は、ほぼ100％血液中の糖分（血糖）に頼っている。

ご飯やパン、イモなどの炭水化物（多糖類）は、胃腸で消化されて、単糖類のブドウ糖として、血液に吸収されていく。

この血糖を60兆個の細胞に送り込むことで、細胞は生きているのである。そして細胞に届けるためのポンプのようなはたらきをしているのが、「インスリン」だ。インスリンはすい臓のβ《ベータ》細胞で産生分泌《ぶんぴつ》されるが、長年にわたる「食べすぎ」により枯渇したり、また運動不足によって筋肉で消費される糖分が減少すると、血糖（正常値＝110㎎／dℓ未満）が恒常的に高値（高血糖）になる。

具体的には、次のような規準値によって「糖尿病」と診断される。

ここ15年でも糖尿病はこれだけ増えた

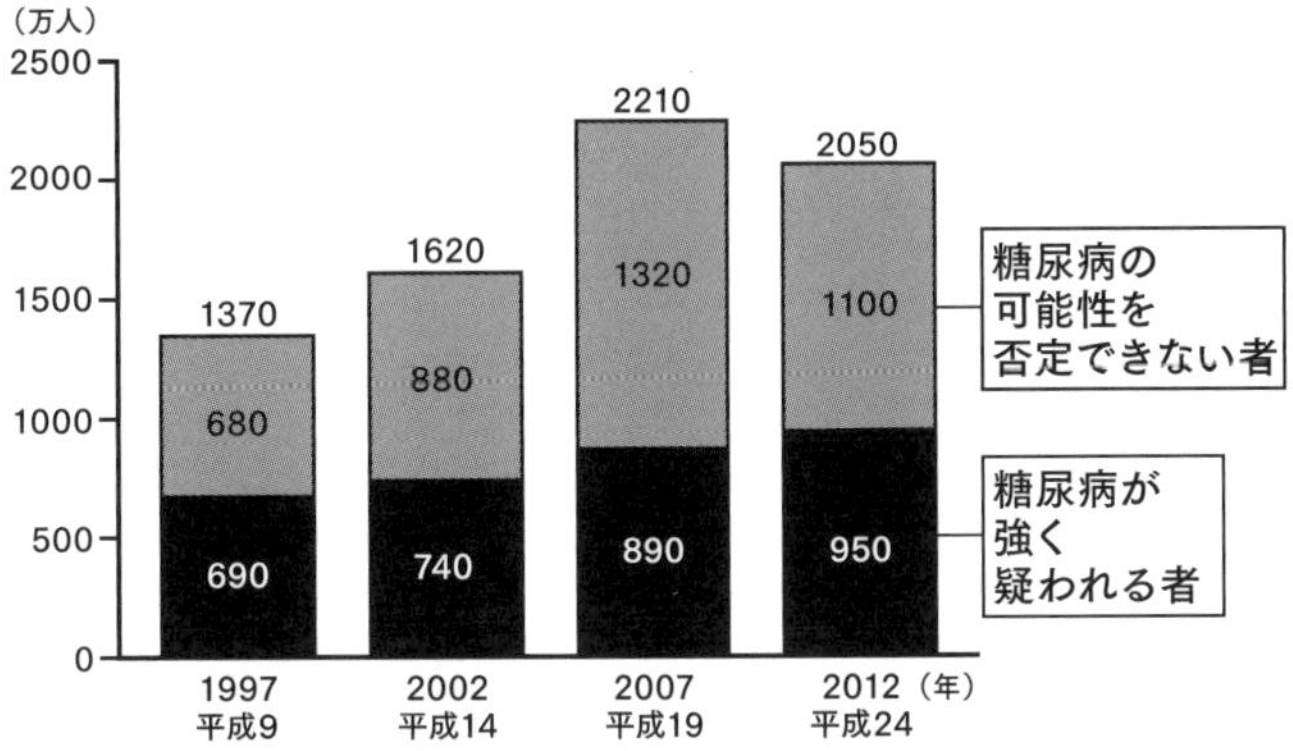

年次別にみた糖尿病の状況
資料:厚生労働省「国民健康・栄養調査」 注:2012年のみ全国補正値

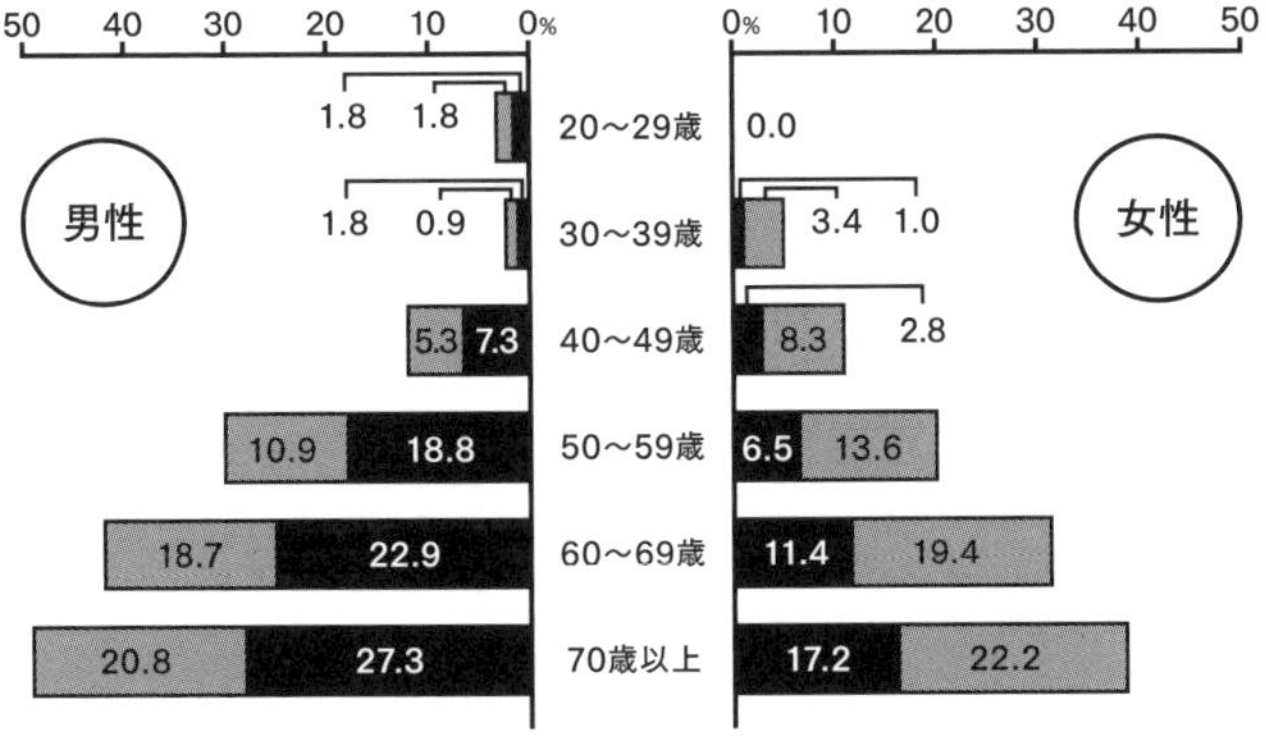

「糖尿病が強く疑われる者」「糖尿病の可能性を否定できない者」の割合
(性別、年齢階級別/2015年)
資料:厚生労働省「国民健康・栄養調査」

〈正常〉

空腹時血糖＝１１０mg／dℓ未満

食後２時間の血糖＝１４０mg／dℓ未満

〈糖尿病〉

①空腹時血糖＝１２６mg／dℓ以上

または、

②随時血糖値（食事時間とは関係なく測定した血糖値）＝２００mg／dℓ以上

かつ、

ＨｂＡ１ｃ＝６・５％以上

しかし、食事により変動しない過去1～2カ月の血糖の平均の指標（ＨｂＡ１ｃ）の値だけで判断されることも少なくない。

「糖尿病型」でも「正常型」でもない血糖値は、「境界型」（いわゆる〝糖尿病予備群〟）である。

血液検査の数値の見方

①空腹時血糖

正常	110mg／dℓ未満
境界型	110～126mg／dℓ未満
糖尿病	126mg／dℓ以上

②HbA1c（過去1～2カ月の平均的な血糖の状態）

正常	4.6～6.2%
糖尿病	6.5%以上

③グリコアルブミン（過去2～3週の血糖の状態）

正常	16.9%未満

・HbA1cの値より先行して動く

④1,5AG（過去数日の血糖状態）

正常	14mg／dℓ以上

⑤C-ペプチド（すい臓からのインスリン分泌の状態を示す）

・空腹時の血中C-ペプチド＝0.5ng／mℓ以下なら、インスリンの注射が必要

糖尿病には2種類ある

糖尿病には「1型」と「2型」がある。

・1型糖尿病（インスリン依存型）

日本の糖尿病患者の5％が1型糖尿病である。1型はインスリンを合成するすい臓のランゲルハンス島のβ細胞がウイルスの侵入や自己免疫現象によって破壊され、インスリンが作られないために起こる。子どもや若年者に多いととらえられていた。しかし、「40～70歳の12万人の英国人データを調べたところ、〝1型糖尿病〟の半数が30歳以降に発症していた」ことが判明した、という英国の研究チームの発表が出ている。

「1型糖尿病」には、

（1）緩徐進行1型……ゆっくり進行して、最終的に「1型」になる。日本では「2型糖尿病」と思われている症例の約８％がこれに当たる。

（２）劇症1型……風邪症状から1週間以内に発症。糖尿病ケトアシドーシス（酸性血症）に陥り、落命することが多い。

という2つのタイプがあり、（1）については内科医でもまだその存在を知らない場合があり、食事療法、運動療法、経口糖尿病薬は無効、インスリンの注射しか治療法はない。

・2型糖尿病（インスリン非依存型）

食べすぎにより血糖値が頻繁に上昇すると、その都度、β細胞から多量のインスリンが分泌されるので、やがてインスリンも枯渇してくる。またβ細胞自体も疲弊して、インスリンを作り出す能力が低下する。さらに分泌されたインスリンのはたらき（細胞へ糖を送り込むポンプの力）も悪くなって、血糖を細胞内にスムーズに送り込めないと、血液中に残り、血糖値が恒常的に上昇してくるのである。

「2型糖尿病」は主に中高年に発症し、日本人の糖尿病患者のほとんどを占めている。

どんな症状が「糖尿病」なのか

糖尿病になると起こる症状には、主に6つある。

(1) 口渇

高血糖を薄めるために、たくさんの水分を摂る必要がある。そのために、口渇(のどの渇き)が起こる。

(2) 多尿、尿糖の出現

余分に飲んだ水分とともに、糖を尿から捨てるので、尿の回数が多くなる(多尿)。便器の尿(尿糖)にアリが集まることで、昔は家族から「糖尿病ではないか」と疑われ、はじめて病院を受診する場合が多かった。

（3）感染症にかかりやすくなる

糖は細菌にとっての格好の餌《えさ》になる。細菌が増殖しやすくなり、肺炎、ぼうこう炎、腎《じん》盂《う》腎炎、結核、皮ふ炎などの感染症にかかりやすくなる。また、血糖の上昇は、白血球の力（免疫力）を低下させ、感染症のみならず、膠原病《こうげん》（自己免疫疾患）やがんの発症のリスクを高める。

（4）疲れやすい、全身倦怠感

血糖中の糖はあり余っているのに、インスリン不足のため、体じゅうの60兆個の細胞にその活動源の糖が十分に送り込まれなくなり、細胞のはたらきは低下する。細胞の元気がなくなることで活動力は低下し、疲労、倦怠感《けんたいかん》が強くなる。

（5）体重減少

活動源の糖分が細胞に十分に利用されず、尿糖として排せつされていくと、体内の中性脂肪やタンパク質がエネルギー源となり消費されていく。その結果「食べても食べてもやせる」という現象が起こる。

（6）血管の壁を傷害

余分な糖はタンパク質と結合して「ＡＧＥｓ（終末糖化産物）」になり、血管の壁を傷めつける。それは細い血管も太い血管も同様だ。血管が傷めつけられることで何が起こるかをまとめておこう。

☆細小血管が傷むことで起こる「細小血管症」

・糖尿病性網膜症

目の網膜の血管が傷んで、目のカスミや視力低下などが起こる。進行すると失明する。

・糖尿病性腎症

腎臓の血管が傷むと、腎臓の糸球体《しきゅうたい》（腎臓の中の細い血管で原尿を作る）に異常物質が沈着するなどして、腎機能に影響が出る。それによってタンパク尿やむくみ、血圧上昇が表われる。悪化すると腎不全、尿毒症に進む。透析になる原因の第1位がこの「糖尿病性腎症」である。１９６７（昭和42）年、人工腎臓装置による血液透析が健康保険の適用となった。それ以後の人工透析患者数と人工腎臓台数は増加する一方である。

・糖尿病性神経症

糖尿病による代謝異常が長期間続いた結果起こる神経障害で、触覚、痛覚、温覚（熱い、冷たいを感じる）の低下、異常感覚（しびれ、痛み、ホテリ）、尿失禁、インポテンツなどの症状が出てくる。下肢の感覚が麻痺すると、傷ができても気づかず、潰瘍《かいよう》や壊疽《えそ》を起こして、下肢の切断を余儀なくされることもある。

ここにあげた糖尿病性の「網膜症」「腎症」「神経症」は、糖尿病の三大合併症（三徴《さんちょう》）と言われるものだ。

☆大血管が傷害される「大血管症」

高血糖、ＡＧＥｓは、動脈硬化も促進するので、次のような状態になりやすくなる。

・脳卒中、心筋梗塞などに罹患《りかん》しやすい

糖尿病患者は、心筋梗塞を起こしても胸の痛みを自覚しない（無痛性心筋梗塞）ことがあり、そのために手遅れになることもある。

・四肢（とくに下肢）の動脈の硬化を促進する

下肢の血流が悪くなり、間欠性跛行《はこう》（歩行中に下肢に痛みが生じ、歩行が困難になる。しばらくすると痛みが消えて、歩行が可能になることを繰り返す）、潰瘍、壊疽を発症することもある。

「糖尿病」と他の病気の関連

前項であげた糖尿病を疑われる６つの症状や糖尿病が引き起こす三大合併症以外にも、昨今の研究ではさまざまな病気との関連性が明らかになっている。

がん、認知症はじめ、健康長寿を目指す上では気になることばかりである。一つひとつ具体的に見ていこう。

①「がん」との関係

糖尿病はがんを誘発しやすいことが、さまざまな研究で明らかになっている。高血糖が白血球の力を弱め、免疫力を低下させるからであろう。

「4万5000人の糖尿病患者を追跡調査したところ、大腸がんのリスクが、糖尿病でない人より50％も高い」（米国ミネソタ大学医学部　アンドリュー・フロリド博士）

「糖尿病の女性は、乳がんにかかるリスクが3倍になる」（米国エール大学）

など米国での研究のほか、日本でも札幌医科大学の森満教授らが、

「北海道某町の289人の血糖値を23年間、追跡調査したところ、50gGTTの2時間値＝140㎎以上の人のがんによる死亡率は、それ以下の人の約2・1倍である。とくに肝臓がん、肺がん、前立腺がん、大腸がんの順に血糖値との関係が深かった」

と発表している（2002年のがん学会）。

②「無痛性心筋梗塞」との関係

糖尿病になってから5～10年経つと、手足のしびれ、温冷覚の低下、インポテンツなどの神経障害を発症することが少なくない。

こうした神経障害のひとつとして、心筋梗塞の発作が起こっても、梗塞特有の強烈な胸の痛みが表われず、寒けや冷や汗、吐き気などが表われ、一見して風邪や自律神経失調症と間違えられて、手遅れになる場合もあるので要注意だ。

虚血性心臓病（狭心症、心筋梗塞）と診断されたり、心電図の異常を指摘されている糖尿病の方は、何か不快な症状が出現した場合、すぐにかかりつけの医師に相談するか、循環器科を受診されるほうがよい。

③「認知症」との関係

最近話題になっているのが「糖尿病性認知症」だ。

認知症は、アルツハイマー型（アミロイドが脳細胞に沈着）、脳血管性（脳出血、脳梗塞により、脳細胞が壊死）、糖尿病性、混合型……などに分類される。それぞれの特徴として、

（1）アルツハイマー型……発病の初期から、食事をしたかどうか忘れたり、帰り道がわからなくなるなどの記憶障害が強く出る

（2）脳血管性……手足の麻痺、ろれつが回らないなどの症状を伴うことが多い

（3）糖尿病性……仕事や料理をする能力や注意力が低下してボーッとする

などがあげられる。アルツハイマー型は、脳の記憶中枢である「海馬《かいば》」が障害されるだけであるが、糖尿病性は脳全体が障害される。しかし、症状の進行はゆるやかであり、また血糖をうまくコントロールすれば、症状がすべて消失することもある。

糖尿病性認知症には、アルツハイマー型用の薬は効かない。

④「歯周病」との関係

歯肉炎、歯そう膿漏《のうろう》の原因菌「Pg菌」は、だ液から気管、気管支、肺に入っていき、肺炎の原因になる。

また、この「Pg菌」が歯茎から血液中に入ると血管の内皮細胞に侵入して増殖する。血管の内皮細胞は、血流の促進や血液の凝固阻止など、極めて重要なはたらきをしているところなのだが、「Pg菌」によって血小板の凝集が促進されるため、心筋梗塞の原因にもなりうる。

さらに、歯肉炎や歯そう膿漏によって生じる炎症物質の「TNFα」がインスリンのはたらきを抑え、血糖を上昇させることもある。

つまり、高血糖、糖尿病の原因が、こうした歯周病の場合もあるという点から見ても、日常の歯の手入れは十分にしておく必要があることがわかる。

⑤「妊娠糖尿病」との関係

妊娠糖尿病とは、「妊娠中にはじめて発症した糖代謝異常（高血糖）で、糖尿病には至っていないもの」で、妊婦の約10％に発症する。

診断基準としては、

・空腹時血糖値＝92㎎／dℓ以上

あるいは、ブドウ糖（75ｇ）負荷試験において、

・1時間後の血糖値＝１８０㎎／dℓ以上

・2時間後の血糖値＝１５３㎎／dℓ以上

という、これらの数値のうちひとつでも当てはまると「妊娠糖尿病」である。

「妊娠糖尿病」は、次の人がかかりやすい。

・肥満（ＢＭＩ＝25以上・152ページ参照）

・糖尿病の人が家族にいる

・35歳以上の高齢出産

・原因不明の流産、早産、死産の経験

この「妊娠糖尿病」にかかると、食事の前後で血糖が急激に上下する（グルコーススパイク）傾向が強いため、食事の回数を1日4～6回に分ける治療法がなされる。

治療をしないでいると、
・4000g以上の巨大児（自然分娩困難）
・それとは逆に、発育不全（未熟児）
・先天奇形
などの異常が表われやすくなるので、要注意である。

「妊娠糖尿病」にかかった人は、3カ月以内にブドウ糖負荷試験やHbA1c値の測定を受け、本物の糖尿病に移行していないかをチェックする必要がある。

⑥「神経障害」との関係

人工透析を受けている人の約半分が、また失明する人の同じく約半分が糖尿病の人だ。

ここに注目すべき研究発表がある。

米国の医学誌『Ｄｉａｂｅｔｅｓ』（糖尿病）に、「糖尿病で神経障害の患者を1年間追跡した結果、病気の進行と一番密接に関係している要因は〝ＨｂＡ1ｃ〟ではなく血液中の中性脂肪値だった」という論文が掲載された。

その研究とは、糖尿病患者を、

（Ａ）中性脂肪を下げる薬を服用させる群

（Ｂ）プラセボ（偽薬）を服用させる群

それぞれ1万人ずつに分けて、追跡・調査したものだ。その結果は、

「下肢切断を余儀なくされた人は、（Ａ）群は（Ｂ）群より46％少なかった」

という。

なぜこうなったのかを考えてみると、中性脂肪は、動脈硬化の一因になるので、

〈動脈硬化→下肢の血行不全→壊疽→下肢切断〉

という流れで起こったのだろう。

ここからわかることは、中性脂肪が正常値の50～150㎎／dℓ未満の範囲に収まるよう、糖尿病の人は食べすぎやアルコールの摂りすぎに注意すべきだということである。

また、中性脂肪を低下させるには筋肉運動は大いに効果がある。ウォーキングをはじめ、体操、テニス、水泳など、運動を継続して行なうことが重要である。

糖尿病が悪化すると合併症として表われる「失明」や「下肢切断」は、高血糖が血管を傷めることで起きるとされている。もちろんミクロ的な見方ではそうだ。しかし、マクロ的（巨視的）に見ると、「生命の起源」までたどることができる。

約30億年前の海水中に誕生したアメーバ様の単細胞生物が分化、分裂、増殖をくり返し、やがて多細胞生物に発展し、魚類→両生類→ハ虫類→鳥類→哺乳類と進化し、その頂点にいま人類が立っている。

この約30億年前の始原生命《しげんせいめい》が分化、分裂せず、原形をとどめたまま、血液という海の中

を動き回っているのが白血球といっていい。

白血球にもマクロファージ、リンパ球、多核球（好中球、好酸球、好塩基球）といくつかの種類があるが、マクロファージこそ白血球の親玉、始原生命そのものである。

マクロファージが作り、分泌する「ＴＮＦ」というサイトカイン（免疫細胞をはじめ、人体の種々の細胞から産生される生理活性物質）のはたらきをみると、これが健康、生命、死……などの根源的な「生命の事象」に深くかかわっていることが推測できる。

その「ＴＮＦ」のはたらきとは、

①食欲の調節
②睡眠の調節
③リンパ球などの免疫細胞の刺激
④抗菌（病原菌やウイルスをやっつける）
⑤炎症や発熱などの生体防御システムのコントロール
⑥傷の修復
⑦痛みの調節

であり、これらが私たち人間を含む生命体の根源的な生命・健康を守る作用にかかわっていることがよくわかる。

この生命・健康を守るマクロファージがその「使命」を全うしようとすることで、何が起こるだろうか。


たとえば、「糖尿病をこれ以上悪化させると生命にかかわる」と判断したら、彼らはどうするか。

ここまで述べてきたように、糖尿病は「食べすぎ病」であり、マクロファージとしては、その食べすぎを阻止しなければならない使命がある。

そのためには、食物を採りに行くことができないように、目を見えなくさせる（視力障害→失明）ことも彼らにとって正しい手段となる。

食べすぎ＝高血糖が長く続くと、マクロファージが網膜症を起こさせる理由もこう考えれば理解できる。

糖尿病の悪化が下肢の切断につながることも同様だ。

下肢が不自由になれば、食物を採りに行くことができなくなるので、食べすぎと縁が切れ、少しでも糖尿病の悪化を食い止めることができる。言い換えれば、命を守ろうとするマクロファージの「親心」とさえ考えられる。

糖尿病（高血糖）の人に不妊が多いのも、糖尿病の人から生まれる子どもは「食べすぎ→糖尿病」となる確率が高くなり、そうした人が多くなるとその結果、まわりに餌（食物）がなくなる、というマクロファージの巨視的な判断ではなかろうかとさえ思えるのだ。

「始原生命はタンパク質から偶然に誕生した」と科学者たちは言う。しかし、もし偶然だったらその生命が終わったら、生命体は失くなっていたはずだ。

ところが、何十億年も脈々と生命が継がれてきた。それは、タンパク質から生命が作られる時に、宇宙（神、something great＝何か偉大なもの）の意志（気、スピリット＝spirit）が注ぎ込まれたからであろう。その意志が私たち人体の中にも流れており、それを司《つかさど》っている「総元締め」がマクロファージではないかと考えられるのである。

2 章のポイント

○「血糖値が上がる」のは、食べたものから作られるブドウ糖が、**細胞でちゃんと使われずに血液中にあふれかえる**から

○ **のどが渇く、尿が増える、風邪をひきやすい、疲れやすい、体重が減る**……が起こったら糖尿病を疑う

○ 糖尿病になると、体内で外敵と闘う「**白血球**」**の力が弱る**

○ 高い血糖値が続くと、**がん、心筋梗塞、認知症……につながりかねない**

3章

西洋医学での糖尿病の治療

――悪化を遅らせはするが、治りはしない？

糖尿病の治療はどう行なわれているか

現代の医学では、糖尿病を治療するにあたって、

Ⅰ 食事療法
Ⅱ 運動療法
Ⅲ 薬物による治療

を行なっている。実際に治療を受けている方も多いだろう。

しかし、これらが必ずしも糖尿病の「治療」に結びついているとは言い難い。

なぜ、指示の通りに一所懸命に治療に励んでも治らないのか、その原因を知る上で、いま、実際に行なわれている「治療」が何なのかを見ていこう。

また、昨今、糖尿病への対策として、「糖質制限」に取り組まれる方も多く見聞きする。

しかし、それが本当に効果を上げているのだろうか。

「糖質を制限すれば血糖値は上がらない」と言えるのか。

誤ったやり方で危険に陥らないためにも、昨今広まっている「糖質制限」についても検証しておこう。

西洋医学の糖尿病の治療──Ⅰ食事療法

「糖尿病」と診断されると、

（1）1日の摂取カロリーを必要最小限にすること
（2）糖、タンパク、脂肪、ビタミン、ミネラルなどの五大栄養素のバランスがとれ、1日の最低必要量を満たしていること

の2つの条件を満たし、かつ変化に富んだ食事が摂れるようにする「糖尿病のための食品交換表」が示される。

食事療法の最大公約数的なやり方は、次の①～⑦である。

①適正なカロリーを摂る

「適正なカロリー」とは、その人の標準体重に、運動量に合わせたカロリー数を掛け算して算出される。

標準体重（kg）×（軽い運動量の人は20～30キロカロリー／普通の運動量の人は30～35キロカロリー／重い運動量の人は35～40キロカロリー）＝適正なカロリー

ちなみに標準体重（kg）とは「身長（m）×身長（m）×22」の計算式で計算し、たとえば、

身長150cmなら1・5×1・5×22＝49・5kg
身長160cmなら1・6×1・6×22＝56・3kg
身長170cmなら1・7×1・7×22＝63・6kg

となる。

②バランスよく食べる

③1日3食きちんと食べる
④アルコール、甘い物は控えめに
⑤減塩
塩の利《き》いた食事はおいしいため、食べすぎる傾向があるので、調味料は塩、しょうゆ、味噌をやめて、酢、レモン、ゆず……などにする。
⑥肉の脂は除く
肉は「煮る」「蒸す」「網で焼く」などして、高カロリーの脂を取り除いた後に食べる。
⑦食物繊維を1日20g以上摂る
食物繊維（海藻、豆類、ゴマ、コンニャク、タケノコなどに多く含まれる）は満腹感をもたらす上に、糖分の腸から血液への吸収を阻害してくれる。

これら①～⑦のやり方を実行させられるのが、現状の西洋医学での「食事療法」である。

西洋医学による糖尿病治療はこうなっている

Ⅰ 食事療法

① 適正なカロリー
② バランスよく食べる
③ 1日3食きちんと
④ アルコール、甘い物は控えめに
⑤ 減塩
⑥ 肉の脂は除く
⑦ 食物繊維を摂る

Ⅱ 運動療法

Ⅲ 薬物による治療

1 血糖値を下げる薬
2 血糖値を下げる注射薬
3 夢の糖尿病薬

→これらで本当に効果をあげているのだろうか

西洋医学の糖尿病の治療——Ⅱ運動療法

ウォーキング、ハイキング、テニス、水泳、スクワット、ストレッチなどで筋肉を動かすと、筋肉が血糖を消費してくれる。

筋肉は全体重の約40％を占め、1日で消費するカロリーも同じく約40％が筋肉で使われる。つまり、筋肉は血糖の「最大消費器官」である。

その上、運動することによって、筋肉細胞内の「GLUT-4」（155ページ参照）という物質が、筋肉への血糖の取り込みを促進してくれるので、血糖が下がってくる。また、筋肉を動かすことによりインスリンのはたらきもよくなる（インスリン感受性の低下を改善する）ので、筋肉細胞を含めた体内の60兆個の細胞での血糖の消費がより高まる。

日頃、運動する習慣のない人は、糖尿病と診断されたら食後1～2時間してから20～30分間、少し汗ばむ程度の運動（ウォーキングほか）からはじめるといいだろう。

運動すると血糖値が下がるしくみ

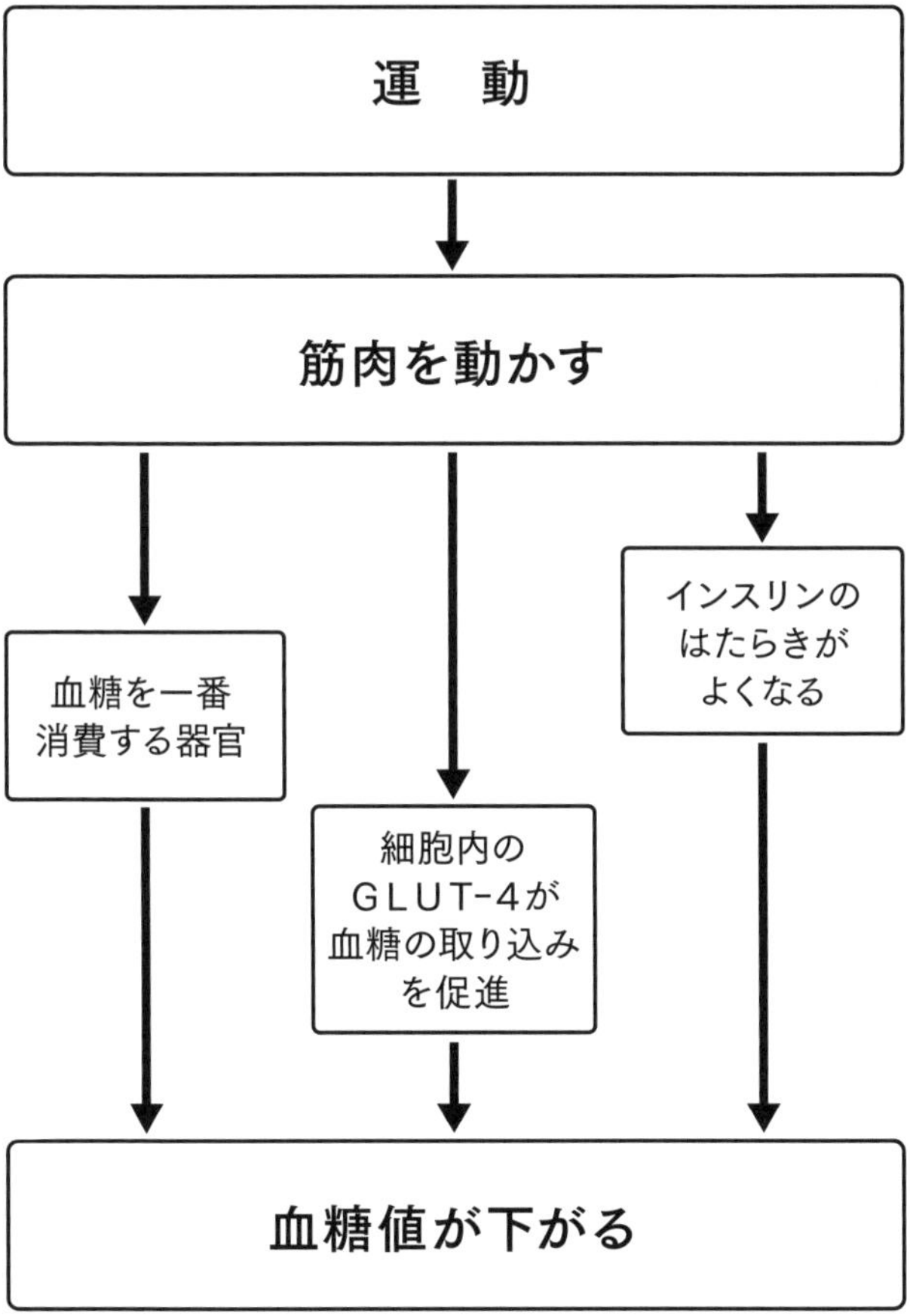

西洋医学の糖尿病の治療――Ⅲ薬物による治療

血糖値が高くなると、医師から薬が処方されたり、注射を受けたりする。いま手元にある内服薬や注射される薬とは、どんなもので実際にどれくらい使われているのか。また、ニュースで話題になる、患者にとっての救世主であるとされる「夢の糖尿病薬」の実際はどうなのか、を具体的に見ていこう。

1 血糖値を下げる薬
2 血糖値を下げる注射薬
3 夢の糖尿病薬

の順にまとめていく。

1 血糖値を下げる薬

「血糖値を下げる薬」は、そのメカニズムから、次の（Ⅰ）（Ⅱ）（Ⅲ）の大きく3つに分類できる。

（Ⅰ）インスリンの分泌を促進する薬

インスリンの産生分泌を行なう、すい臓のβ細胞を刺激してインスリンの分泌を促す。

◉スルホニル尿素薬（SU薬）

［特　徴］すい臓のβ細胞を刺激して、インスリン分泌を促進する。

［商品名］アマリール／オイグルコン／グリミクロン／ダオニール

◉速効型インスリン分泌促進薬（グリニド薬）

［特　徴］内服後、即効するが、インスリン分泌促進時間も短時間で、有効成分の血中

からの喪失も速い。食後、急激に血糖値が上がるタイプに適している。
【商品名】グルファスト／シュアポスト／スターシス／ファスティック

◉DPP《ディーピーピーフォー》－4阻害薬

【特　徴】「インクレチン」の分解を抑制し、その作用を持続させる。「インクレチン」はインスリンの分泌を促すとともに、「グルカゴン」（血糖値を上げるホルモン）の分泌を抑制する。
【商品名】エクア／オングリザ／グラクティブ／ジャヌビア／スイニー
テネリア／トラゼンタ／ネシーナ

（Ⅱ）インスリンの効果を高める薬

体内のインスリンの量は足りているのに、そのはたらきが悪い（インスリン抵抗性）状態を改善して、インスリンを効きやすくする。

◉ビグアナイド薬

【特　徴】インスリンに対する体の細胞の感受性を高める（インスリンを効きやすくする）作用のほか、肝臓での糖の合成を抑制する。
【商品名】グリコラン／ジベトス／メトグルコ

◉チアゾリジン薬
【特　徴】インスリンを効きやすくする。
【商品名】アクトス

（Ⅲ）糖の吸収を緩やかにしたり、排せつを促す薬

空腹時血糖は正常範囲でも、食後に急激に血糖値が上がるタイプには、糖の腸からの吸収を緩《ゆる》やかにする薬を処方する。

◉α‐グルコシダーゼ阻害薬
【特　徴】小腸から血液への糖の吸収を緩やかにする。
【商品名】グルコバイ／セイブル／ベイスン

◉SGLT2《エスジーエルティイーツー》阻害薬

【特　徴】原尿（尿のもと）の中の糖が、尿細管から血液中へ再吸収されるのを妨げ、尿中に糖を捨てる。

【商品名】アプルウェイ／カナグル／ジャディアンス／スーグラ／デベルザ／フォシーガ／ルセフィ

その他、これまで述べた薬を混ぜて服用薬の薬の数を減らす目的で作られた配合薬（エクメット配合錠、グルベス配合錠、ソニアス配合錠、メタクト配合錠、リオベル配合錠）もある。

②血糖値を下げる注射薬

すい臓からのインスリン分泌は、

基礎分泌……1日中、ほぼ一定量が分泌される

追加分泌……食後の血糖値の上昇に応じて分泌される

の2通りがある。

「2型糖尿病」は、はじめは「追加分泌」が傷害されるが、症状が進行すると「基礎分泌」も傷害されてくる。

このため、患者さんのインスリン分泌の状態を見極めた上で、下記のインスリン注射薬を単独から複数組み合わせて使用する。

注射薬には（Ⅰ）「インスリン製剤」と（Ⅱ）「GLP《ジーエルピー》-1《ワン》受容体作動薬」の2種類があ

る。

（Ⅰ）インスリン製剤

インスリン製剤の注射薬はすい臓（β細胞）からのインスリン分泌がほとんどない「1型糖尿病」の人や、血糖降下剤（内服薬）だけでは、血糖値のコントロールが難しい人に用いられる。

患者さんのインスリン分泌量や空腹時血糖、食後の血糖（の急上昇）……などを考慮し、製剤の1日の使用回数や使用量が決められる。そのため、糖尿病治療を熟知した専門医の治療を受けられることが望ましい。

（Ⅱ）GLP－1受容体作動薬

血糖が高くなった時、すい臓のβ細胞を刺激してインスリン分泌を促し、逆にグルカゴンの分泌を低下させる。よってβ細胞への負担が少ない。

その他、小腸での食物の消化、糖の血液への吸収を遅延させて、血糖を下げる作用もある。

「インスリン製剤」でもこれだけある

種類	作用と効果	商品名
超速効型	・インスリンの追加分泌を補う ・注射後速効、作用時間も3～5時間と最短	・アピドラ ・ノボラピッド ・ヒューマログ
速効型	・インスリンの追加分泌を補う ・注射後30分で効果発現 ・作用時間　5～8時間	・ノボリン® ・ヒューマリン®
中間型	・インスリンの基礎分泌を補うことで空腹時血糖をコントロール ・30分後効果発現、24時間持続	・ノボリンN ・ヒューマリンN ・ヒューマログN
持効型溶解	・インスリンの基礎分泌を補う ・1日効果持続	・トレシーバ ・ランタス ・レベミル
混合型	・基礎分泌と追加分泌を補う ・超速効型、速効型、中間型インスリンを混合	・ノボラピッド30ミックス ・ヒューマログミックス25 ・ヒューマリン3／7(サンナナ)
配合溶解	・基礎分泌と追加分泌を補う ・超速効型と持効型を混合	・ライゾデグ配合注フレックスタッチ

◉1日1回注射するGLP-1受容体作動薬
[商品名] バイエッタ/ビクトーザ/リキスミア
◉1週間に1回ですむGLP-1受容体作動薬
[商品名] トルリシティ/ビデュリオン

糖尿病薬の年間使用量及び金額

予備群も含めて2050万人もいるとされる糖尿病の人で、ちゃんと継続的に病医院で通院治療しているとされる人は、約316万6000人(厚生労働省、2014年によ る)と少ない。第1回NDBオープンデータ(2014年度)をもとにすると、外来で処方された「糖尿病治療薬」の1位から10位までの使用錠数は左の表のようになっている。使用錠数のトップは「メトグルコ」であるが、一錠あたりの薬価が安いので、売上額となると薬価の高い「ジャヌビア」が断トツ1位となっている。

こんな薬が使われている

	医薬品名	使用錠数	一錠の薬価（円）	売上額	製薬メーカー
1	メトグルコ（250㎎）	1,471,555,432	10.2	150億円	大日本住友製薬
2	エクア（50㎎）	416,069,832	87.7	365億円	ノバルティスファーマ
3	ジャヌビア（50㎎）	396,910,064	149.3	593億円	ＭＳＤ（メルク）
4	セイブル（50㎎）	308,367,622	52.9	163億円	三和化学研究所
5	アマリール（1㎎）	307,622,652	18.6	57億円	サノフィ
6	グラクティブ（50㎎）	176,887,536	149.3	264億円	小野薬品工業
7	メトグルコ（500㎎）	162,127,491	19.0	31億円	大日本住友製薬
8	ネシーナ（25㎎）	140,525,981	186.9	263億円	武田薬品工業
9	トラゼンタ（5㎎）	131,715,426	188.4	248億円	日本ベーリンガーインゲルハイム
10	メデット（250㎎）	110,358,382	9.6	106億円	トーアエイヨー

糖尿病治療薬の年間使用錠数及び売上額（上位10）
※厚生労働省「第1回ＮＤＢオープンデータ」をもとにした表

3 夢の糖尿病薬

これまでの説明と重複するところもあるが、従来の糖尿病薬は「すい臓を刺激してインスリンの分泌を促す」というより「絞り出させる」作用のものが最も多く使用されていた。その結果、すい臓が疲弊して、だんだん薬が効かなくなってくる。

また、インスリン注射には、低血糖発作（冷や汗、頻脈、失神……）などのリスクが常につきまとう。

こうした副作用がないとされる、「夢の糖尿病薬」といえるものが登場しはじめている。

（1）インクレチン関連薬
（2）ＳＧＬＴ２阻害薬
（3）毎食後の必要がない注射薬

である。

(1) インクレチン関連薬

・GLP‐1受容体作動薬の注射薬
・「DPP‐4」による「GLP‐1」の分解を阻止する「DPP‐4阻害薬」

「インクレチン関連薬」が、2009(平成21)年より発売されている。
「インクレチン」とは、食事をすると消化管から分泌されるインスリン分泌を促進するホルモンの総称で、そのひとつの「GLP‐1」は小腸粘膜の細胞で産生分泌される。しかし、これは分泌後1～2分で「DPP‐4」によって分解されるので「DPP‐4阻害薬」が開発された。

ちなみにこのインクレチンは、インスリンの分泌を促進するほか、
・グルカゴン(すい臓のα細胞より分泌される血糖上昇ホルモン)の分泌を抑制する
・すい臓のβ細胞(インスリンを分泌する)の増殖を促す
・食欲を抑える

などの「抗糖尿病」作用がある。また、がん細胞の増殖を抑える作用があることも最近明らかにされた。

（2）SGLT2阻害薬

血液から尿が作られる時、いったん尿に排せつされたブドウ糖の99％は〝SGLT2〟によって再吸収される。この再吸収の作用を阻止して血糖を下げる薬である。

（3）毎食後の必要がない注射薬

現在のインスリン注射は食後の高血糖を抑えるために、食事をするたびに1日3回する必要がある。

しかし、以下の注射薬は1日1回、週1回でよい、というのだから、まさに〝夢の新薬〟である。

◉トレシーバ（一般名：インスリン デグルデグ）

インスリン注射は、注射後数分ないしは数時間後に作用のピークを迎え、その後、効力が低下していく。しかし、「トレシーバ」はゆっくりと作用していくので、1日1回注射するだけですむ。

◉ビデュリオン（一般名：エキセナチド）

「ビデュリオン」はインスリンの分泌を促すホルモン「GLP-1」（83ページ）の作用を促進させるが、血糖が正常な時にはその分泌を促さない。したがって、時々起こるインスリン注射による低血糖発作の心配がない。

このように西洋医学は、膨大な研究費をつぎ込んで血糖を下げる薬の開発に躍起になっている。

しかし、糖尿病患者が急激に減っているとは言えず、糖尿病の合併症である腎不全（透析）、失明（透析をはじめる方、視力を失う方の半分は糖尿病が原因）、下肢切断を余儀なくされる方々、糖尿病の合併症である心筋梗塞、脳卒中、大動脈瘤《だいどうみゃくりゅう》破裂で命を落とされる方も減る気配はないのが、現状である。

コラム 昔の糖尿病薬「メトホルミン」はがんも防ぐ!?

「夢の新薬」に対する期待は大きいが、新薬をひとつ開発するのには平均20年の歳月と数百億円の大金が必要で、それが医薬品として認められ使用される確率は「3万分の1」とされている。

肺がんの治療薬「オプジーボ」を1人の肺がん患者に1年間使用した場合、3500万円もかかる(いまは薬価が下げられたが)というのは、この薬の成分が高価、というよりも研究開発費に高額かかったということであろう。これほど高価でなくても、糖尿病の新薬も従来の薬より高価になるのは当然である。

さて、欧米で1950年代、日本では1961(昭和36)年に発売された糖尿病薬である「メトホルミン」(商品名/メトグルコ、グリコラン)には、発がんを抑える効果があることが明らかにされており、いま、米国のFDA(食品医薬品局)をはじめ、全世界でそのメカニズムの究明がなされている。

「メトホルミン」はビグアナイド系（74ページ）の糖尿病薬で、発売された当初はなぜ血糖が下がるかも明らかにされていなかった。

その後、同じビグアナイド系の「フェンホルミン」という薬が重篤な副作用（乳酸アシドーシス）を起こすことがわかり、「メトホルミン」もそのとばっちりを食らった格好で、1970年代後半には全世界的に使用禁止になった。

しかし、1995（平成7）年以降、「メトホルミン」は、

①血糖を下げる効果は十分なのに、副作用がほとんど皆無
②インスリンの効果を増強する
③糖尿病の合併症のひとつである脳卒中の発症のリスクを下げる
④体重増加を防ぐ
⑤アンチエイジング（抗老化）効果があり、長寿をもたらす

として、米国FDAが現在、鋭意研究にあたっている。

「糖尿病にかかってメトホルミンを服用すると、長生きする」という事実は「ひょうたんから駒《こま》」「ケガの功名」かもしれない。ほかにも、がんの罹患率《りかんりつ》を下げるという研究結果さえも続々と発表されている。

日本糖尿病学会の報告（2013年）によると、「糖尿病患者は、そうでない人に比べて、がん発症のリスクが1・2倍高い」という。

がんの予防法として、西洋医学が承認しているのは、「ピロリ菌除去治療（胃がん）」「肝炎ウイルスの除去療法（肝臓がん）」、そして現在社会問題になっているが、「ワクチン投与（子宮頸《けい》がん）」などごく限られたものだけだ。

そこにいま、さまざまな研究結果から糖尿病薬である「メトホルミン」が乳がん、卵巣がん、前立腺がんなどのホルモン従属性のがんに予防効果があり、それ以外にも、大腸がん、すい臓がんにも予防効果があることが明らかにされている。

横浜市立大学肝胆膵《かんたんすい》消化器病学の中島淳教授らの研究もある。糖尿病ではない人で、内視鏡で大腸ポリープの切除を受けた150人を2群に分け、

・A群……1日1回「メトホルミン」の投与
・B群……プラセボ（偽薬）の投与

を行ない、1年後の内視鏡検査で、

・Ａ群……32％にポリープが発生
・Ｂ群……52％にポリープが発生
という結果が得られたという。

これは世界的に権威のあるイギリスの医学誌『Ｌａｎｃｅｔ』に発表されたものだ。


この古くて新しく、また安価な「メトホルミン」は、２００３年の国際糖尿病学会のガイドラインで、糖尿病のＦｉｒｓｔ《ファースト》 Ｃｈｏｉｃｅ《チョイス》（第一選択薬）とするよう推奨された。

糖尿病の患者さんが私のクリニックへ受診された場合、まずは4章の「朝食は生姜紅茶かニンジン・リンゴジュース、昼食はそば、夕食は和食中心に食べ、アルコールも可」という石原式基本食をすすめる。

これに加えて、5章のウォーキングほかの筋肉運動を励行するよう指導するが、数カ月経っても思うように空腹時血糖やＨｂＡ１ｃの数値が下がらない場合、「メトホルミン」を処方することにしている。

「糖質制限」は糖尿病にいいことなのか

「糖質制限食」「低炭水化物ダイエット」「ローカーボダイエット」「低インスリンダイエット」などなど、糖質を制限することで、「やせる」「健康になる」「糖尿病や高血圧、痛風が治る」「動脈硬化やがんが予防できる」「イライラがなくなり、頭が冴え、仕事の効率が上がる」という健康法やダイエット法が流行している。

しかし、「糖質制限ダイエット」の広告塔的存在だった、ノンフィクション作家の桐山秀樹氏が２０１６（平成28）年2月6日「急性心不全」で亡くなられた。享年61歳。

桐山氏は２０１０（平成22）年当時、体重87kg、過去1〜2カ月の血糖状態を示すＨｂＡ１ｃ値（正常値＝４・６〜６・２％）が９・４％と高度の「糖尿病」、血圧も２００／１００㎜Hgと高かったという。

そこで、糖質（ご飯、パン、うどん、そば、ワインや日本酒、お菓子）を極力控える代わりに、「主食」として、肉、魚、チーズ、豆腐を摂り、酒は糖質を含まない蒸留酒である焼酎とウイスキーを飲む……という「糖質制限食」で、体重を67kgまで落とし、糖尿病、高血圧ともに劇的に改善させた。

その一連のダイエット活動について記した『おやじダイエット部の奇跡』（マガジンハウス）という本はベストセラーにもなっていた。

ハーバード大学などの研究から、糖質制限食の危険性はかねてから警告されているが、「糖質制限食を実施し、減量には成功したものの体調を崩した」という人の話も少なからず耳に入ってくる。

テレビやラジオにもたびたび登場する私の患者さんであるB氏（60歳代）が「糖質制限ダイエット」をはじめたのが2年前。

はじめて5日目頃に「石原先生、痛風が出ました。どうしましょうか」と電話があった。

そこで、私は受診されたB氏に「せっかくはじめたのですから続けてください。痛風の薬を処方します」と薬を処方した。

2〜3カ月後、身長170㎝、体重80kgのB氏の肥満体は十数キロの減量に成功したが、「石原先生、最近、下肢がつって困ります」とまた電話。

その電話を聞いて私は、「糖質制限ダイエットは、人間の生理に合っていないので、減量も成功されたわけですし、そろそろ普通の食事に戻し、少食と運動を心がけて、体重の維持に努められたら」とアドバイスした。

B氏はその後もゆるいながらも「糖質制限食」を続け、少々の体重の増加はあるものの、70kg前後の体重を保っておられる。

その後の様子を聞くところによれば、便秘がちになり、夜間頻尿も出現。昼間の尿の出も悪くなったので、泌尿器科にかかったところ、「便秘により腸が前立腺を圧迫して、前立腺の血行が悪くなり、前立腺肥大を起こしている」と診断されたという。

なぜこうなったのかは、糖質制限食の特徴を見るとよくわかる。つまり、

「糖質制限食」＝食物繊維の不足→便秘→前立腺肥大

というメカニズムによる必然の症状だと考えられるのだ。やはり「不自然なダイエッ

ト」は長く続けるべきではない。

「糖質制限ダイエット」とは

先の桐山氏が実行していたように「糖質制限食」「低炭水化物ダイエット」というのは、ご飯、パン、メン類などの炭水化物（糖質）はほとんど摂取しない代わりに、牛、豚、鶏などの肉、魚、魚介類、それに明太子、イクラ、ウニなどプリン体の多い食物まで、好きなものを好きなだけ食べてよい、というものである。

カロリー計算や食事のバランスなどを考慮する必要もないので、従来のカロリー制限一辺倒の「糖尿病食」や「ダイエット食」を守れなかった人々に受け入れられ、急速に広まっていった。

糖質制限ダイエットで食べてはいけない食べ物、食べてもよい食べ物をあげると、95ページの表のようになる。

これでは食べるものがなくなる事態になるし、食べる楽しみもない。

日本は米食中心の文化で2000年もやってきたし、凶作などの時には、イモやそば、粟《あわ》、キビ、ヒエなどの穀物（炭水化物）を代用食としてきた。ヨーロッパや中近東は「小麦食文化圏」であるし、南米の原住民はトウモロコシを主食にしてきた。

また、どの国もデザートやおやつとして、ケーキやアメ、チョコレート、アイスクリーム、果物などのスイーツがある。人々はこれらを食べ、心身の疲れを癒してきたのだから、この「糖質制限食」や「低炭水化物ダイエット」は、こうした世界中の食文化を真っ向から否定する、大胆な挑発的理論であるといえるだろう。

「糖質制限食」でなぜやせられるのか

地球上に有機物質や酸素が存在しなかった約38億年前に、二酸化炭素（CO_2）と水（H_2O）に光のエネルギーが作用して、ブドウ糖（$C_6H_{12}O_6$）と酸素（O_2）ができた。化学式で表わすと、

これまでの「糖質制限ダイエット」で何がいいとされてきたか

×とされたもの	米や小麦粉、豆、トウモロコシのでんぷんからできているもの	ご飯・パン・うどん・そば・ラーメン
	イモ類	ジャガイモ・サツマイモ・ヤマイモ
	菓子類	ケーキ・ドーナツ・チョコレート 菓子パン・アイスクリーム
	果物（とくに甘味の強いもの）	バナナ・リンゴ・グレープフルーツ ブドウ・ドライフルーツ
	根菜類	ニンジン・ゴボウ・レンコン・タマネギ
	調味料ほか	たれ・ソース・ケチャップ・マヨネーズ サラダ油・片栗粉
	アルコール	醸造酒（日本酒、ワイン、ビール）・甘いカクテル 酎ハイにも糖が含まれているため不可
	加工食品	デンプン、砂糖が含まれているもの不可 ハム・ソーセージ・ベーコン・カマボコ
	飲料	清涼飲料水・スポーツドリンク・コーヒー 缶コーヒー・ココア・抹茶・豆乳

○とされたもの	肉類	牛肉・豚肉・鶏肉
	魚介類	エビ・カニ・イカ・タコ・貝・牡蠣
	卵	イクラ・明太子
	乳製品	無調整牛乳・プレーンヨーグルト・バター
	調味料	塩・味噌・しょうゆ・カレー粉・唐辛子 オリーブオイル・かつお節・昆布
	飲料	水・緑茶・紅茶・ウーロン茶
	アルコール	蒸留酒・ウイスキー・焼酎
	野菜	葉菜……レタス・ホウレンソウ・春菊 スプラウト……かいわれ大根 ハーブ……パセリ・クレソン

$$6CO_2 + 12H_2O \xrightarrow{光} C_6H_{12}O_6 + 6O_2$$

二酸化炭素　水　ブドウ糖　酸素

ということで、地球上に最初に登場した有機物質（栄養素）がブドウ糖なのである。

このブドウ糖を構成する「C（炭素）」「H（水素）」「O（酸素）」を並べかえると「脂肪」は容易に作られる。

同じく「C」「H」「O」に空気中の「N（窒素）」や「S（イオウ）」がくっつくと、タンパク質の原料のアミノ酸ができる。

つまりわれわれ、動・植物の生命体の基本物質が「糖」であり、実際にこの「糖」が人体を構成する60兆個の細胞のほぼ１００％のエネルギー源だ。

生命にとって最も大切な食欲も、血液中の糖（血糖）の多寡《たか》によって決められている。

つまり、血糖が下がると、脳の空腹中枢が感知し「空腹」のサインを発するし、食事を摂って血糖が上がってくると、脳の満腹中枢が「満腹」と感じる。

空腹や長時間の運動・労働で血糖が低下すると、低血糖発作（イライラ、頻脈、冷や汗、失神）が起こる。タンパク質や脂肪が不足しても低タンパク発作や低脂肪発作は起きないのだから、糖分が生命にとって一番大切な栄養素であることが推測できる。

100歳以上の長寿者に「好きな食べ物は何ですか」と尋ねると、ほとんどの人が「甘いもの」「果物」と答えるのも当然のことだろう。

1997（平成9）年に122歳で亡くなったフランスのジャンヌ・カルマンさんは、毎週1kgのチョコレートを食べていたという。2018（平成30）年4月10日に、「男性の長寿世界一」とギネスに認定された北海道の野中正造さんもケーキなどの甘いものが好きだという。

糖、ハチミツ、砂糖などの糖質、単糖類が化学的に結合してできる多糖類（炭水化物＝米、イモ、麦）などは、生命体にとって最も大切な基本食であるから、とてもおいしい。

その結果、食べすぎると血糖の上昇（糖尿病）、糖から体内で合成される中性脂肪の増加を起こし、肥満になる。肥満は高脂血症、脂肪肝、動脈硬化（高血圧、脳梗塞、心筋梗塞……）の元凶でもある。

こうした病気に悩んでいる人が「糖質制限」をして減量に成功すると、肥満により起こっていたさまざまな病気がよくなるのは当たり前だ。こうした病気の原因は肥満そのものなのだから。

この「糖質制限」を長く続けると、中性脂肪（肥満の元凶物質）は体内でどんどん消費されるので、急速な減量が起きる。そうなると肥満によって引き起こされる糖尿病、高血圧、動脈硬化、脂肪肝、痛風などが劇的に改善されるのだ。そのため、「糖質制限食」は、食べすぎや肥満による生活習慣病に苦しむ現代人にとっては、まさに「救世主」「英雄」という扱いになったのだろう。

しかし、人体の60兆個の細胞、生命にとって最も大切な栄養素である糖の摂取を「糖質制限」によって極端に少なくすると、細胞は飢餓状態に陥る。

その結果、皮下や内臓に蓄えられている中性脂肪が肝臓で分解されてケトン体になり、糖に代わって緊急事態、異常事態においての細胞のエネルギー源となる。これによって血液はケトン体による酸性血症（ケトアシドーシス）に陥り、時として生命に危険を及ぼす。

だからこそ、「糖質制限」は一時的なショック療法として数カ月続ける程度にとどめ、減量に成功したら、普通の食生活に戻すべきだ。

長く続けると、先の桐山氏のような思わぬ事態になる可能性があるのだから。

「糖質制限」がもたらしかねない危険性、問題点

「糖質制限」をすることで、ここまであげたこと以外にも起こりうることがある。

糖質を減らすことで必然的に動物性タンパク質、動物性脂肪の摂取量が増加する。

その結果、動脈硬化、脳梗塞、心筋梗塞の元凶となる飽和脂肪酸や塩分（獣肉の中に多く含まれている）の摂取量が増え、炭水化物食品（米、イモ、野菜）に含まれている食物繊維やビタミン類、ミネラル類の不足に陥る。

タンパク質が分解されると尿素になり、腎臓から尿として排せつされるので、タンパク質の摂りすぎは腎臓に負担をかけ、腎機能障害になる可能性が高くなる。

また、高タンパク食は、腸内でアミン、アンモニア、スカトール、インドールなどの猛毒物質を作り出し、それらを解毒する肝臓にも負担をかける。

さらに先にも述べたように「糖質制限食」をすると、皮下や内臓に蓄えられている中性

脂肪が肝臓でケトン体に作りかえられて、糖に代わるカロリー源になる。これによって減量はできるが、この作業でも肝臓は負担を強《し》いられる。

過度な負担がかかることから肝炎、肝臓がんなど肝臓病発症の危険性も高まるのだ。

前述のように、「糖質制限食」の危険性については、米国の名門ハーバード大学からも発表されている。

糖質制限をし、高タンパク・高脂肪食をしっかり摂る「糖質制限食」を20年間続けると、糖尿病の発症率が高まったという。

その上、赤身の肉が腸内で消化された後に発生するＴＭＡＯ（トリメチルアミン‐Ｎ‐オキシド）という化合物が、心筋梗塞の発症を促すという。ちなみに、腐った海産物のいやな臭いはこのＴＭＡＯが分解されて生じるものだ。

日本でも「糖質制限食を5年以上続けると死亡率が高まる」と国立国際医療研究センター病院の糖尿病・内分泌代謝科の能登洋医長（現在は「聖路加国際病院内分泌代謝科部長」）らの研究で明らかになった。

同医長らは、約1万6000人の死亡者を調査し、「糖質の摂取量が一番少ないグループ」と「糖質の摂取量が最も多いグループ」の死亡率を比較したところ、前者が後者の「1・31倍」だったという。

最後に「糖質制限食」の問題点、危険性をまとめておくと、

①脳卒中、心筋梗塞などの危険性、死亡率が上がる
②肝機能障害、腎機能障害を誘発する
③ケトアシドーシス（ケトン酸性血症）で意識不明になる危険性があるとなる。

2013（平成25）年、日本糖尿病学会が「現時点では、糖尿病患者に糖質制限食は勧められない」との見解を発表したが、当然のことだろう。

3 章のポイント

○ **従来の西洋医学**の糖尿病治療では根本的には治らない

○ 血糖を下げる「夢の新薬」も登場したが、糖尿病も合併症患者も減っていない

○ 「すい臓を刺激してインスリンを絞り出させる」**西洋薬を使い続けると、すい臓が疲弊して薬が効かなく**なる

○ 「**糖質制限**」は、やり方を間違えると命の危険にさえつながる。あくまでも一時的なショック療法であり、減量できたら中止する

4章

食生活篇

クスリなしで血糖値を下げて、上げない法

「食べすぎ病」である糖尿病を防ぐ少食生活

終戦（1945＝昭和20年）以降、日本人は欧米に追いつけ追い越せとばかりに、いまでは「世界一の健康食」と認められている和食を捨て、肉・卵・牛乳・バターなどの高タンパク、高脂肪食を多く摂る欧米食に傾いていった。

その結果、日本人に多かった胃がん、子宮頸がんは減少し、欧米人に多い肺、大腸、乳・卵巣・子宮体、前立腺、すい臓、食道などのがんが急増してきた。

また、日本型の脳卒中である脳出血は減り、欧米型の脳卒中である脳血栓（脳梗塞）が増加してきた。

こうした日本人の病気の欧米型化のひとつとして、糖尿病の激増がある。

実際に終戦後しばらくは日本に数百人しか糖尿病患者はいなかったとされ、糖尿病を研究する大学病院の医師は、糖尿病患者を探し出すのに大変な苦労をしたという。

この40年でも、日本の糖尿病患者の数は30倍と激増している。
107ページの表からわかるように、1950（昭和25）年から2000（平成12）年までの50年間で、一般的には糖尿病の原因とされる「糖」より成り立っている米の摂取量が約半分、イモ類の摂取量は約10分の1と激減しているのにもかかわらず、糖尿病がかくも激増しているのは、いったいなぜなのか。糖尿病の増加とともに摂取量が増えてきた肉・卵・牛乳・バターに代表される高脂肪食いわゆる「欧米食」なのではないか。それによるカロリー過剰と運動不足が糖尿病をここまで増やしたのであろう。何しろ1gにつき糖＝4キロカロリー、脂肪＝9キロカロリーなのだから、糖と同じ量の脂肪を摂ると、摂取カロリー過剰、つまり「食べすぎ」ということになる。

1950年以降増加してきた痛風、高脂血症、脂肪肝、高血圧、心筋梗塞はもとより、膠原病《こうげんびょう》（自己免疫疾患）、婦人病から精神神経疾患にいたるまで、その原因の背景には「飽食」「過食」「欧米食」があるといっても過言でない。

アメリカでは1930年代からの約半世紀で、がん、脳卒中、心臓病、糖尿病、肥満にかかる人々が激増した。「医療費が国家財政を圧迫している」と、1975（昭和50）年に米国上院に栄養改善委員会が設けられた。

米国上院・栄養改善委員会「食事の目標」

① 炭水化物の摂取を増やし、摂取エネルギー総量の55～60%を占めるようにする
② 脂肪摂取量を摂取エネルギー総量の30%にまで減らす
③ 摂取脂肪の割合を、飽和脂肪酸(獣肉、バターなどの脂肪)と、不飽和脂肪酸(魚、植物油)の割合が均等になるように改める
④ コレステロールの摂取量を1日当たり300mgにまで減らす
⑤ 砂糖の消費量を40%減らす
⑥塩分摂取量を1日当たり3gにまで減らす

この目標を、果物、野菜、精白していない穀物、鶏肉、魚、脱脂粉乳、
そして植物性油脂の消費を増やし、牛乳、肉、卵、乳脂肪、
そして白砂糖・塩分・脂肪を多く含む食物の消費を減らすことで達成する。

米国の医学者・栄養学者が全世界の栄養状態と病気の状態を調査、解析した結果、1977(昭和52)年に上院からアメリカ国民に出されたのが「Dietary Goals(食事の目標)」である。

上の表のように、「摂取エネルギー総量の55~60%」を炭水化物で摂ることとある。

この食事の目標が出された以降、「日本食こそが世界一の健康食」というお墨つきが与えられた。日本食レストラン、寿司屋、天ぷら屋が米国にも多数作られ、米国の一般家庭でも日本食を食べる機会が生まれ、彼らの健康がずいぶん改善された。

34年後の2011(平成23)年には、米国人の心筋梗塞死が58%減、がん死は17%減と

米・イモ類(糖質)をこんなに食べなくなっているのに……

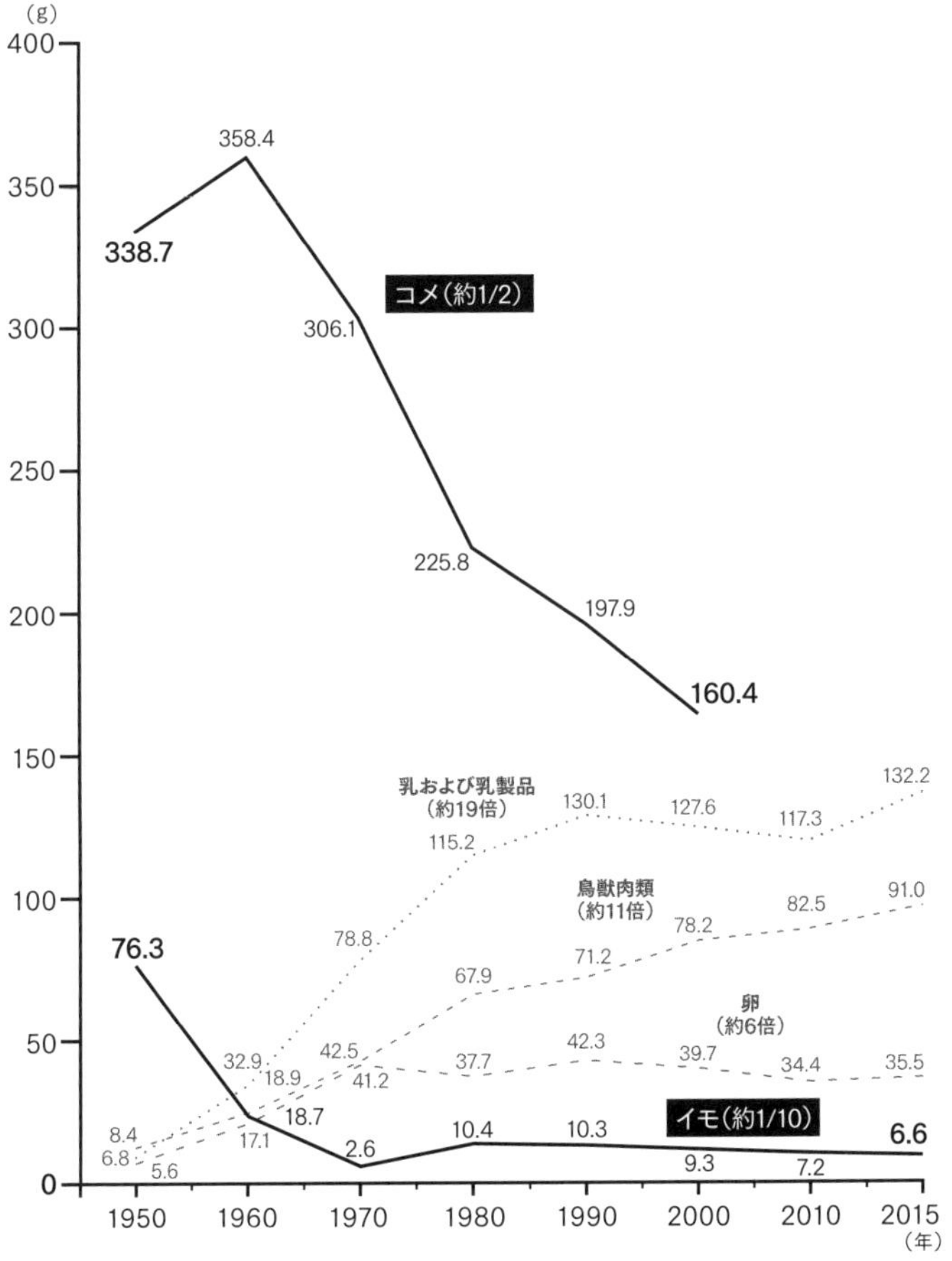

日本人の食生活(1日当たりの摂取量)の変化
「七訂食品成分表2018」(女子栄養大学出版部)より

なっている。

ここで、「摂取エネルギー総量の55〜60％」を炭水化物で摂るという点について、あることに気がつく。

この「55〜60％」という数値は、人間の歯の形から推測される人間にとって最適の食事と一致しているのだ。

体重6000kgの象、身長6mのキリンをはじめ、牛、馬、バッファローなど大型の哺乳動物はみな、草食動物だ。人間に一番近いゴリラは、身長1m70㎝、体重200kgくらいもあるが、根菜、木の皮、フルーツなどを食べるやはり草食動物である。

草、根菜、木の皮、フルーツなどに含まれる栄養素は、ほぼ炭水化物（多糖類）であるが、こうした動物たちは、平べったい歯しか持っていないので、これらをすりつぶして食べる。そして「糖」から腸や肝臓で脂肪やタンパク質を合成することで生きている。

一方、トラ、ライオン、チーターなどは尖《とが》った歯を持っている。この尖った歯で肉を食べ、それを消化・解毒する胃腸のはたらきや消化液を持ち合わせ、肝臓でタンパク質から糖を合成しているから生きていられる。

このように動物の食性は「歯の形」で決まっている。

ひるがえって人間はどうだろうか。私たちの歯は32本あり、そのうち穀物食用の臼歯《きゅうし》は20本（20／32＝62・5％）、野菜・果物食用の門歯《もんし》は8本（8／32＝25％）、魚や肉食用の犬歯《けんし》は4本（4／32＝12・5％）である。先の米国の「食事の目標」で示された「摂取エネルギー総量の55～60％」を炭水化物で摂ることと見事に一致する。

アフリカで300万年前にゴリラからヒトとチンパンジーが派生し、5万年前に一部の人類がユーラシア大陸に渡った。寒冷の地域に移動していったヨーロッパ人の先祖たちは、野菜・果物が不足しているがために、狩猟や牧畜による生活を余儀なくされ、肉、牛乳、卵などの動物食を〝主食〟にした食生活が始まった。それをもとに近代になって、タンパク質を最重要と考える現代栄養学が作り上げられたのである。

この現代栄養学に対し、医学をはじめ、あらゆる分野の最先端を行っていた米国がいち早く疑問を呈したことを、改めて日本人は知っておく必要があるだろう。

「1日1食」の超有名人たち

「糖尿病」が「食べすぎ病である」こと、また、たとえ適正なカロリーによる糖尿病治療食を食べても、まだカロリー過剰の一面があること……などを念頭に治療を行なわないと、戦前から終戦後10年くらいまでの結核に代わる、「現代の国民病」ともいっていい糖尿病の根本的治療はできないのではなかろうか。

その点については、本書の冒頭に登場した「糖尿病を克服した方々の手記」が大いに参考になるだろう。そして「1日1食」で大活躍されている超有名人も現実にいらっしゃる。

作曲家の三枝成彰《さえぐさしげあき》氏の『無敵の「1日1食」疲れ知らずで頭が冴《さ》える!』（SBクリエイティブ）、ジャーナリストの船瀬俊介《ふなせしゅんすけ》氏の『やってみました! 1日1食』『3日食べなきゃ、7割治る!』（ともに三五館）、『「長生き」したければ、食べてはいけない!?』（徳間書店）など、近年「1日1食健康法」の本をよく目にする。

そして、誰もが知っている有名人の中にも何年、何十年もの間「1日1食」で超健康と超多忙の生活を楽しんでいる人がいらっしゃる、という。

２０１６年６月17日号の『週刊ポスト』誌に「『一日一食』は本当に健康にいいのか」という特集が組まれた（年齢は当時）。それによると、

・「1日1食派」の代表格とされるタモリさん（70）は、32年間にわたって司会を務めた『笑っていいとも！』の番組内で、「オレ、1日1食しか食べない」と発言している。

・ビートたけしさん（69）は、本誌の連載記事『ビートたけしの21世紀毒談』（２０１３年7月12日号）の中でこう語った。「オイラの本当のダイエット法？　まァ強いていえば、『炭水化物制限』と『1日1食法』だな。朝起きたらまず、野菜ジュースをタップリ飲んで、その後は晩飯まで何も食わない」。

・水谷豊さん（63）は『徹子の部屋』（テレビ朝日系・２０１４年4月25日放送分）で、「僕は基本的に朝とお昼、食べないんですね。ですから、夜に賭《か》けてますから夜になると野生に戻るんですね。食べたい放題ね」と話して黒柳徹子さん（82）を驚かせ、さらに千葉真一さん（77）も、『週刊ポスト』誌（２０１６年6月3日号）で、健康を維持するための秘訣として「8年くらい前から食事は1日1食」と語っている。

・実年齢の60歳より十歳以上も若く見えることから、アンチエイジングでも有名なナグモクリニック総院長の南雲吉則《なぐもよしのり》氏も、1日1食実践者のひとりだ。

この『週刊ポスト』誌に登場した方々以外にも、70代も半ばを超えておられる作曲家の三枝成彰氏は、1日1食生活をはじめて30年以上になるベテランだ。

「1年365日ほとんどが外食だったので、どうしても食べすぎてしまう。そこで朝と昼を抜いて夕飯を美味しく食べることを習慣化しました。それが体にいいとは思っていなかったんですが、やってみると頭が冴えて、仕事の効率は3倍よくなった。現在の1日の睡眠時間は6時間で、ほとんど休みなく働いています。でも、どこも悪いところはありません」(三枝氏)

そんな三枝氏よりも長く1日1食生活を続けているのが90代に入られた発明家のドクター・中松氏だ。48年前からの「1日1食の元祖」を自任している。

などなど、各界の一流の面々が軒並み1日1食を実践しているのである。

大統領も「少食」でコンディション管理

この『週刊ポスト』の記事の中では、私も「なぜ、1日1食で、かくも有名な方々が、元気で活躍なされているか」について、「サーチュイン遺伝子」の活発化などの例をあげて解説をさせていただいた。南雲先生も、「空腹時には、『若返りホルモン』と呼ばれる成長ホルモンが脳から大量に分泌されていることがわかったんです。そのうえ、脂肪の中から、アディポネクチンという長寿ホルモンが出て、若返りが不可能だといわれた血管も若返らせてくれます」などと述べておられる。

このように、1日1食の実践者たちが、「体調がよい」「病気知らず」ということを、体験を通して述べているのに対し、西洋医学や栄養学の医師や栄養士は何と言っているか。「1日1食の結果、栄養失調に陥り、体力・免疫力不足になってしまう危険性がありま す」とか「胃や腸への負担が大きくなり、消化吸収不良などが心配されるほか、逆流性食道炎や食道がんなどの発症率を高める恐れもあると考えられます」とコメントしている。まったくもって小さな親切、大きなお世話だというしかない。

また、『日刊ゲンダイ』紙（2015年6月9日号）によると、

・オバマ米大統領（※当時）は、朝・昼食抜きで、夕食も「サーモン、ライス、ブロッコリー」くらいの軽食。

・ロシアのプーチン大統領は、筋肉美を誇るスポーツマンで有名であるが、

朝食＝カーシャ（雑穀のお粥《かゆ》）

昼食＝なし

夕食＝魚中心のメニュー（肉はほとんど食べないか、食べるなら羊肉）

だという。世界的なリーダーたちもムダに食べないことで、コンディションを整えているのである。

さて、先にあげた三枝成彰先生は、1日1食の実践者でありながら、毎年一度は、私が運営するニンジン・リンゴジュースで健康増進を図る施設に「断食」に来られる。フサフサの髪、血色のよい顔色、俊敏な立居振舞いは50歳代にしか見えない。

『無敵の「1日1食」』を出版される前の、2015年12月に「1日1食の健康効果について、対談をしてくれ」との三枝先生のご要望で、六本木の事務所を訪れ、約3時間の対談を行なった（内容は同著に約30ページ掲載されている）。対談が終わると、事務所の部

屋の壁をほとんど占拠している本棚から、数冊、雑誌や本を取り出して持ってこられ、「石原先生、私の元気の秘訣はこれ、これですよ」とページをめくって、指でさされた。なんと、エロ本だった。「人間、エロスがなくなると、老けるし、病気しますよ」と、真顔でおっしゃる。これで、『無敵の「1日1食」』の内容に書かれている7つ目のキーポイントの意味が、理解できた（笑）。エッセンスとしては、次のようになるだろうか。皆さんも本書とあわせて『無敵の「1日1食」』も読んでみていただきたい。

◉『無敵の「1日1食」』に書かれた「少食」のメリット

①食べるからお腹が空く、食べなければお腹は空かない
②食べると体力が消耗し、食べないと体力が高まる
③1日1食だけ、制限を設けずに食事を満喫する
④好きなものを食べても太らない
⑤仕事の効率が3倍以上になる
⑥1日1食なら年寄りにならない
⑦合言葉は「孫を抱くより、女を抱け！」

空腹の効力

いま、100歳以上の「長寿者」が日本には7万人近くいらっしゃる一方、20歳代、30歳代、40歳代でがんで亡くなる「若者」が増加している。

男=81歳、女=87歳という平均寿命に惑わされてはいけない。平均寿命とは、「今年生まれた0歳児の予測平均余命」のことである。これは「明治の末から、大正、昭和の初期生まれの高齢の方々のように、0歳児も長生きするだろう」という前提での予測にすぎない。実際は、がんをはじめ、難病、奇病に冒され、親より先に亡くなっていく(「逆《さか》さ仏現象」という)人々も少なくないのである。

100歳以上の長寿者たちは、青・壮年時代まで粗食でよく歩き、肉体労働を余儀なくされてすごした人たちである。一方、若死にするのは、栄養満点の欧米食を飽食し、肉体労働やウォーキングなどの筋肉運動が十分でない人たちである。両者の差をひと言で言うと、「空腹を経験したことがあるかないか」という点ではないか。

血液中の糖分（血糖）が少なくなると、脳の空腹中枢が「空腹」というサインを発し、食べることで血糖が上昇してくると、脳の満腹中枢が「満腹」を知らせてくれる。

つまり、生命にとって一番大切な食欲を調節しているのは、「血糖」なのである。

血糖が下がった（低血糖）時、血糖を上げようとしてはたらくホルモンは、アドレナリン、ノルアドレナリン、グルカゴン、サイロキシンなどなど、10ほども存在する。一方、食べすぎて血糖が上昇するとそれを下げてくれるホルモンは、インスリンのみである。

こうした血糖を調節するホルモンの多さ、少なさから見ても私たち人類（動物も）は空腹の歴史を生きてきたことがわかる。つまり、「空腹」時に生命を保つ術《すべ》が体内には備わっているが、現在のように「飽食」にどう対処してよいかがわからないのである。

その結果、糖尿病、高脂血症、がん、脳梗塞、心筋梗塞など、ありとあらゆる病気にかかってもがき苦しんでいる、というのが現代人の姿である。

そんな「飽食」に陥ることで巻き起こされる苦しさを体の本能が察知しているからだろう、昨今は断食を行なう施設を検索すると、びっくりするほどたくさんあることがわかる。

空腹・断食の効力1 糖、中性脂肪などが消費される

この「空腹」や「断食」の効能も最近は医学研究でだんだんと明らかにされている。9つの効能をあげておこう。

人体を構成する60兆個の細胞の活動源は、ほぼ100%を糖に依存している。

空腹とは「血糖が下がった時に脳が感じる感覚」だが、空腹時には、血液内の余分な糖（高血糖）が大いに利用・消費されるため、糖尿病が改善するのは当たり前の現象なのである。

糖が多いと中性脂肪に変化し、中性脂肪が増える。逆に、糖が少なくなると中性脂肪が糖に変化していき、中性脂肪が低下してくる。

空腹・断食の効力2 サーチュイン（長寿）遺伝子の活性化

米国マサチューセッツ工科大学のレオナルド・ギャラン教授が、2000年に、「人間も動物も空腹時に、細胞内の核の中に存在する〝長寿（Sirtuin《サーチュイン》）遺伝子〟が活性化する」

と、さまざまな実験を重ねた結果を発表したのである。

空腹・断食の効力3 Autophagy《オートファジー》（自食）現象

人体を構成する60兆個の細胞内には、いろいろな老廃物、古くなったタンパク質、ウイルスなどの病原体が存在する。

空腹時には、こうした老廃物、有害物をおのおのの細胞自身が〝自分を食べてしまう〟ことを大隅良典《よしのり》博士が証明し、２０１６年のノーベル生理学・医学賞を授与された。

空腹・断食の効力4 胃から認知機能に重要なホルモンが分泌される

空腹時には、胃から「グレリン」というホルモンが分泌され、脳の記憶中枢である海馬の領域の血行をよくして、記憶力増強、認知症予防に役立つ。

発明王トーマス・エジソンは9昼夜、２２２時間も食べず（水は飲んだ）、寝ず、試行錯誤をくり返した後、突然にインスピレーションを得て、蓄音機の発明にいたったという。

ライオンも空腹になると海馬のはたらきがよくなり、風下に潜み、獲物となる草食動物に神経を研《と》ぎ澄ませて近づいていき、成功できるとみるや全速力で駆け出し、狩りをする。といっても、狩りに5回トライして成功は1回くらいのみだという。

獲物を食べた後は、ゴロリと横になり、近くを草食動物が通っても見向きもしない。満腹時は気力、体力が衰えているからだ。

現代文明人はどうだろうか。ろくに動きもしないのに、3食食べて太り、気力、体力も低下し、うつ病はじめ精神の病や、糖尿病、がんなどの身体の病で苦しんでいる、といっていいのではないか。

空腹・断食の効力5 免疫力の増強

血液中には、1個で生命をもつ単細胞生物の白血球が動きまわっている。

その白血球が、体外から侵入してくる病原体（細菌、ウイルス、真菌）やアレルゲン、体内で発生するがん細胞や老廃物を貪食《どんしょく》して、体の健康を守り、病気を防いでくれている。この現象が「免疫」の主体である。

私たちが満腹の時は、血液中に糖、脂肪、タンパク質などの栄養素も多く存在するので、それを食べる白血球も満腹である。したがって、体外から侵入してくる病原体や体内で発生するがん細胞や老廃物を十分に貪食しない。つまり、満腹時には免疫力は低下するのである。

逆に、空腹時には血液中の栄養素も不足がちなので、白血球も空腹になっている。そういう時は、白血球も病原体、がん細胞、老廃物をたくさん貪食する。つまり、免疫力が旺盛なのである。考えてみるとよくわかる。神様は、私たち人間や動物が病気やケガをすると、食欲を奪い、白血球を空腹状態にさせて免疫力を上げ、病気やケガの治癒力を促進させてくれるのである。糖尿病患者が一様に免疫力が低下している理由も、これで理解することができる。

空腹・断食の効力6 健常細胞が病的細胞を貪食する

ロシアの生理病理学者のパシュケン（１８４５～１９０１）が、空腹時には、体内のがん細胞や炎症細胞などの病気の細胞、余分な糖や脂肪、老廃物を健常な細胞が食べることによって、生き延びようとする……という現象を発見し、ａｕｔｏｌｙｓｉｓ《オートリシス》（自己融解）と名づけた。もう１００年以上も前の研究である。

細胞レベルでの老廃物、病原体の貪食作用（ａｕｔｏｐｈａｇｙ）の発見では、先にあげたように大隅博士にノーベル生理学・医学賞が授与されたが、パシュケン博士には授与されていない。

空腹・断食の効力7 排せつが旺盛になり、血液が浄化される

漢方医学では、2000年も前から「万病一元、血液の汚れから生ず」という。これは、食べすぎると血液内に尿酸や乳酸などの老廃物や余剰物（糖、脂肪、タンパク）がたまり、さまざまな病気を引き起こす、という意味だ。

また、日本には「腹八分に病なし、腹十二分に医者足らず」という金言がある。

5000年前のエジプトのピラミッドの墓碑銘に、英訳すると、

Man lives on 1/4 of what he eats, the other 3/4 lives on his doctor.

「人は食べる量の4分の1で生きている。残りの4分の3は医者が食べている」というのがあるという。つまり、食べすぎるから病気になる、ということを皮肉まじりに指摘している。

はるか昔から「食べすぎが病気を作る」ことは理解されていたわけだ。その「食べすぎ病」の代表が糖尿病だといっていいだろう。

あらゆる臓器は血液が栄養、酸素、水分、免疫物質を運んでくることによって、おのおののはたらきを行なっている。しかし、食べ（すぎ）ると、消化のために胃、小腸に血液が集まってしまう。

するとそのぶん、排せつ臓器の腎臓、膀胱《ぼうこう》、大腸、直腸への血流は少なくなる。血流が不足すると、そのはたらきは低下する。

したがって、食べすぎると老廃物が増加する上に、その排せつが低下して血液や体内が汚れてくるため、あらゆる病気にかかりやすくなる。

一方、「空腹」の時は、胃や小腸に血液を集める必要はない。そのぶん、排せつ臓器への血流がよくなって、排せつ現象が旺盛になる。

断食を経験された方はご存知の通り、断食中は「吐く息が臭くなる」「舌にコケが出る」「鼻汁、タン、目ヤニが出る」「尿の色が濃くなる」「発疹が出る人がいる」など排せつ現象のオンパレードになる。

また断食をしていなくても、誰しも朝目覚めると「吐く息が臭い」「鼻づまりや目ヤニがある」「尿が濃い」などの経験をされているはずだ。

これは、夜、寝ている時は「食べていない＝空腹」なので、排せつ現象が高まっている証拠なのである。

空腹・断食の効力8 性力、生殖力が高まる

昨今、不妊症に悩むカップルが増加している。実に6組に1組にもなり、数十万カップルが不妊治療を受けているといわれる。2012（平成24）年の厚生労働省のデータによると、1年に誕生するベビーのうち27人に1人が不妊治療の末に産まれたことになっている。

一方、1947～1949（昭和22～24）年に生まれた団塊の世代、いわゆる第一次ベビーブームに生まれた人たちは、小学校時代は1クラスが55人以上で教室が足りず、「1つの教室を午前中は2年1組、午後は2年5組が使う」などという二部授業も経験した。食べる物が不足し、日本国中がみな「空腹」を余儀なくされていた時に、たくさんの子どもが生まれたわけだ。最近はといえば、南アジアやアフリカの一部など、食料不足の地域にはたくさんの子どもがいる。これは動物には、自分自身の栄養が不足し生命に危険が及ぶと、子孫だけは残そうとして性力、生殖力が高まるというメカニズムによるものだ。

逆に「飽食」の現代文明人の間では、性力、生殖力が低下し、不妊症が増加している。

こうした現象を見ても、糖尿病になると、インポテンツや不妊（男性も女性も）が多くなる理由が理解できてくる。何しろ、糖尿病は「食べすぎ病」の最たるものなのだから。

空腹・断食の効力9 脳波のα波が出現し、精神が安定する

精神がイライラしている時には、脳波にβ《ベータ》波やγ《ガンマ》波が出現する。気持ちがリラックスしている時に出てくるのはα《アルファ》波だ。

空腹時はこのα波が出現して、自律神経のうちの緊張の神経、戦いの神経といわれる交感神経のはたらきは抑制され、リラックスの神経である副交感神経がはたらいて、気持ちが安定してくる。

私が小学5、6年の頃は鳥獣保護法などはなかったらしく、休みの日はかすみ網と鳥もちを持って裏山に出かけ、メジロ、ウグイス、ホオジロ、シジュウカラ、ノジコ、アオジなどを捕まえてきて、自宅のカゴで飼ったものだ。

カゴに入れた小鳥は暴れて、エサをやっても食べようとしない。そこでカゴに風呂敷をかけて暗くし、水だけ与えておくと、3日もするとおとなしくなり、エサを食べはじめる。それまで大空を自由に飛びまわっていたのに、狭いカゴに入れられるという彼らにとっては甚大なストレスを、食べないこと（空腹）で克服しようとしていたのだ、といまになって気づかされる。

石原式基本食

これまで上梓したたくさんの拙著の中で取り上げてきた「石原式基本食」を実行した方々から、たくさんのお便りや声をいただいている。

「半年で10～20kgの減量に成功した」「血糖や高脂血症が改善した」

「肝機能値がよくなった」「生理不順や生理痛がよくなった」

「風邪を引かなくなった」「便秘（または下痢）がよくなった」

「不妊症で子宝をあきらめていたのに、妊娠、出産ができた」

など、枚挙にいとまがない。中には、関東近郊で病院を経営される70歳代のインスリン治療を受けておられた医師から「『石原式基本食』を実行したところ、インスリン注射も不要になり、糖尿病もよくなった」という手紙をいただいたことがある。ちなみに、この医師のご子息は東京の某私立医大の糖尿病専門医であるという。

「石原式基本食」といっても難しいことは何もない。「腹八分に病なし」の「腹八分」を実践することだけである。

しかし毎食、毎食、腹八分にするのは至難の業《わざ》とおっしゃる人が少なくない。

そもそも、ほとんどの日本人、とくに糖尿病の人は、ここまで述べてきたように食べすぎの傾向があり、それでさまざまな不調や病気を抱え込んでいるのだから、思い切って3食のうち1食をやめてみるのもひとつの健康法となる。

（腹十二分目）－（腹四分目＝その一食分）＝（腹八分目）

つまり「腹十二分（食べすぎ）に医者足らず」から「腹八分に病なし」になれるわけだ。

英語で「健康」は〝ｈｅａｌｔｈ《ヘルス》〟。〝ｔｈ〟は名詞を作る語尾で、〝ｈｅａｌ《ヒール》〟は「治す、癒す」という動詞である。つまり〝ｈｅａｌｔｈ〟（健康）という英語の言葉に、病気と健康の本質が示されている。「糖尿病をはじめ、あらゆる病気は健康でないので起こる」のであるから、「病気は健康になれば治る」ということになる。

そこで朝食、昼食、夕食を次のようにするのが「石原式基本食」だ。

〈石原式基本食――朝食〉

朝食は英語で〝breakfast《ブレックファスト》〟、つまり夜の就寝中に〝fast《ファスト》〟（断食）をしていた状態を〝break《ブレイク》〟（やめる）という意味だ。

眠っている間は誰もが断食状態なのだから、起床時は臭い吐く息、鼻づまり、目ヤニなど、排せつ現象が旺盛になっていることがわかる。それはつまり、血液浄化がなされていることを表わしている。

ご飯やパンなどの朝食を食べ、胃と小腸が動き出すと、その排せつ現象は衰えて、血液の浄化が十分になされなくなる。胃腸への血液供給が多くなり、腎臓や大腸など排せつ臓器への血流が少なくなるためだ。

したがって、せっかくの血液浄化作用をできるだけ長く、有効にするために、朝食は次のものだけにする。

◉朝食

生姜紅茶　1～2杯

または、
ニンジン・リンゴジュース　1～2杯
または、
生姜紅茶1～2杯とニンジン・リンゴジュース1～2杯

これだけで、それまでの「腹十二分目」が「腹八分目」になる。

人体を構成する60兆個の細胞の活動源は、ほぼ100％「糖」である。また、血糖が下がった時、空腹を感じるので、このような朝食だけにした場合は胃腸を動かさず（排せつ現象を低下させず）糖分を補う方法を考えるといい。そのためにも役立つのが、ハチミツや黒砂糖など糖分を加えた「生姜紅茶」だ。

これによって、空腹を感じるどころか、心身ともに軽く、午前中の仕事をこなせるようになる。中には、はじめの数日は空腹を感じる人もいらっしゃるが、その後は慣れ、「朝食にご飯やパンを食べた時より、仕事もはかどる」と、実践者のほとんどが異口同音に感想を述べられる。朝からシャキッとしない人、冷え症の人は、とくにいいだろう。「生姜」には、さまざまな効能がある（131ページ）。

◉生姜紅茶の作り方

カップ1杯の熱い紅茶にすりおろし生姜または粉末生姜、ハチミツまたは黒砂糖を自分で「おいしい」という量を入れる。たくさん作ってポットに入れ、好きな時に飲んでもいい。

◉生姜（ginger《ジンジャー》）の効能

英和辞典で〝ginger〟を引くと、

（名詞）意気軒昂《けんこう》、元気、ぴりっとしたところ、気骨

（動詞）生姜で味付けする、元気づける、活気づける

などと書いてある。イギリス人も生姜の効能を知っていた証拠である。

生姜は紀元前後の中国、古代ギリシャ、古代ローマなどで「消化剤」「腸内のガスをとる駆風剤《くふうざい》」「食中毒の時の解毒剤」「媚薬《びやく》＝強精剤」などとして使われてきた。

約2000年前に書かれた漢方医学の原典のひとつ『傷寒論《しょうかんろん》』には、「生姜は体内のすべての臓器を刺激して活性化させ、体を温める。代謝を調節し、体内の余分な水

分（むくみ）を取り除き、消化を助ける」とあるし、明《みん》の時代に書かれた薬学書『本《ほん》草綱目《ぞうこうもく》』にも「生姜は百邪（万病）を防御する」とある。

医療用の漢方薬、約250種のうち、約60％の漢方薬に生姜が配合されており、「生姜なしには漢方薬は成り立たない」とさえ言われている。

生姜の辛味成分「ジンゲロン」「ジンゲロール」「ショウガオール」が生姜の効能の主成分であることが、現代の薬理学の研究から明らかにされている。それは、

①血管を拡張し、血行をよくして体を温める
②白血球のはたらきを活発化して、免疫力を高める
③腎機能を高め、尿量を多くしてむくみを取る
④強力な抗酸化作用によるアンチエイジング（抗老化）
⑤胃腸のはたらきをよくして、消化吸収力を高める
⑥発汗・解熱作用
⑦鎮痛・消炎（炎症を抑える）作用

⑧咳《せき》や吐き気を止める
⑨抗菌、抗ウイルス、抗真菌作用
⑩血圧を下げる
⑪強心作用
⑫血栓症を防ぐ
⑬抗うつ作用
⑭Apoptosis《アポトーシス》（がん細胞の自殺）を促す

といわれるものだ。

もし、がんをはじめ、難病・奇病の病気を患った後や、そうした病気の心配のある人の場合は、ニンジン2本とリンゴ1個をジューサー（ミキサーではない）にかけて作る生ジュースをコップ1〜2杯と生姜紅茶1〜2杯をあわせて飲むといい。

ニンジン・リンゴジュースの健康増進効果や病気の治癒促進効果については、私が1979（昭和54）年に勉強に赴《おもむ》いたスイス・チューリヒにあったビルヒャー・ベンナー病院で学んだものだ。

1897年にビルヒャー・ベンナー博士によって設立された当病院は、ヨーロッパだけでなく全世界から集まってくる難病・奇病の患者を食事療法を中心とする自然療法（針《しん》灸《きゅう》・マッサージ・温熱療法・瞑想）によって治療していた。

ここでは肉、卵、牛乳、バターなどの欧米食を一切用いず、黒パン、ジャガイモ、生野菜、果物、ハチミツ、岩塩などで作った料理を「治療食」として供していた。動物性食品は唯一ヨーグルトのみ。

こうした治療法で、西洋医学では不治の病がどんどん治っていくのを見てショックを受けたものだった。そしてその中でも「主治食」といえるものが、ニンジン2本とリンゴ1個で作る生ジュースであった。


当時の院長、リーヒティ・ブラシュ博士に「なぜ、ニンジン・リンゴジュースはそんなに効果的なのですか」と尋ねてみた。

「白パン、白米、白砂糖などの精白食をはじめ、肉、殺菌牛乳、無精卵などの『生命の失せた非生命食品』には、人間の健康に必須であるビタミン約30種、ミネラル約100種のうちかなりのものが不足しており、それががん、糖尿病、高血圧、心臓病など文明病の原因である。ニンジン・リンゴのジュースには、こうしたビタミン・ミネラルが必要十分に含まれている」というのが答えであった。

ニンジン・リンゴジュースは糖分が多く含まれているので、糖尿病にはよくないのではないか、と心配する人もいるが、「糖尿病の原因は糖ではなく、脂肪の摂りすぎと運動不足」なのだから心配無用である。

このニンジンやリンゴに含まれるさまざまな抗酸化物質が、万病の予防・治癒促進効果を発揮する。

イギリスのことわざ、

An apple a day keeps the doctor away.（1日1個のリンゴは医者を遠ざける）

はこのことを示唆している。

◉ニンジン・リンゴジュースの作り方

ニンジン2本、リンゴ1個を刻んで、ジューサー（ミキサーではない）に入れて作る。血糖を下げる「グルコキニン」を含むタマネギ20～30gを加えて絞るとなおいい。

「生姜紅茶」の作り方

熱い紅茶に「すりおろし生姜」（または粉末生姜）、「ハチミツ」または「黒砂糖」を適量入れる

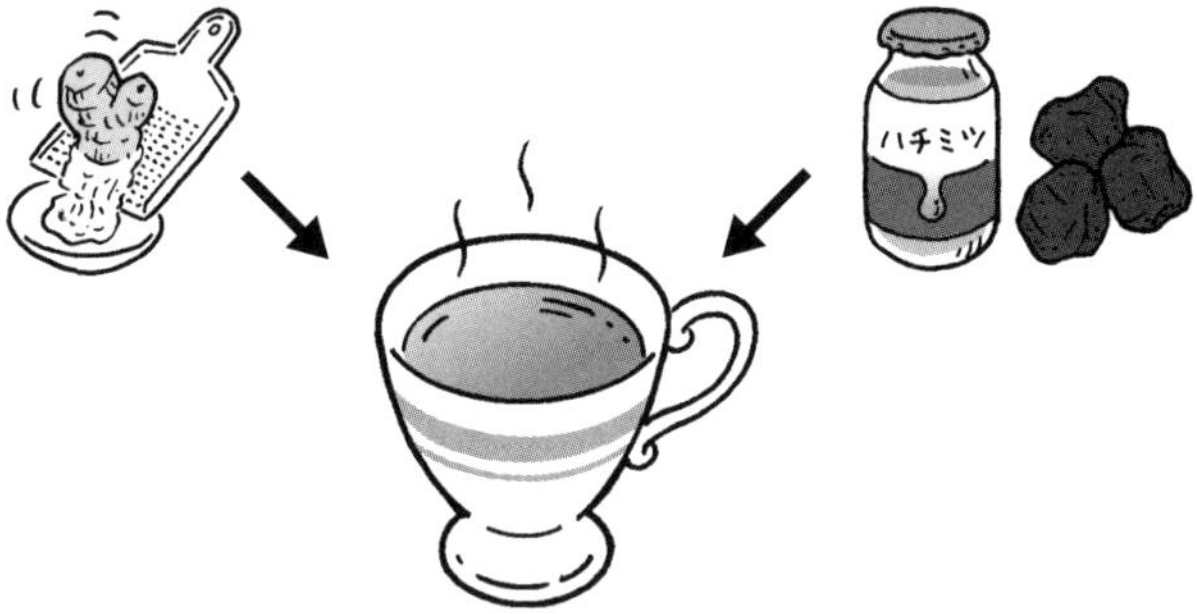

「ニンジン・リンゴジュース」の作り方

①ニンジン2本、リンゴ1個をよく洗う

②皮ごと適当な大きさに切ってジューサーに入れる

③できたジュースをかむようにゆっくり飲む

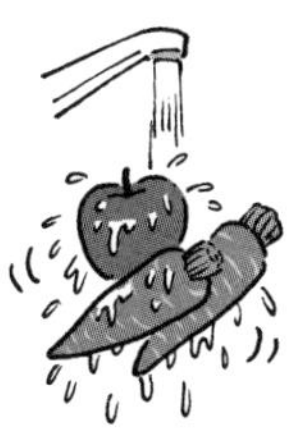

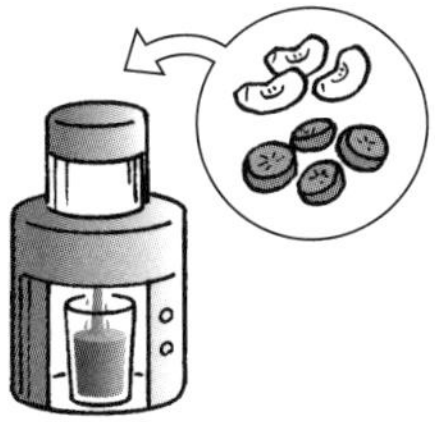

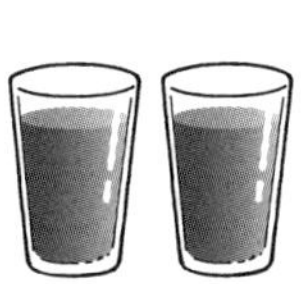

〈石原式基本食――昼食〉

朝食を生姜紅茶やニンジン・リンゴジュースですませると、昼食の時間帯は前日の夕食（18～20時頃）から16時間～18時間の「ミニ断食」を続けた状態になっている。

この「ミニ断食」後、急に普通に食べると、それまで休んでいた胃腸が対応できず、嘔《お》吐《と》、下痢、腹痛などや、下手をすると腸閉塞を起こしかねない。

断食をした後の1食目、2食目は重湯《おもゆ》にし、翌日の1食目、2食目はお粥にするように、徐々に普通食に戻していく必要がある。これを「補食」という。

したがって「ミニ断食」後にあたる昼食は、そば（消化酵素を多く含むヤマイモのとろろそばがベスト）や具だくさんのうどんにネギや七味唐辛子など、胃腸のはたらきを刺激し、吸収されると血流をよくして体を温め、気力、体力をつける香辛料をふんだんに加えて食べるといい。

唐辛子から作られたタバスコをピザやパスタにかけて食べても、同様の効果が得られる。よくかんで腹八分目にとどめることが重要だ。

◉**昼食**

そば（とろろそばがベスト。七味唐辛子、ネギを存分にふりかける）

または、

具だくさんのうどん（七味唐辛子、ネギを存分にふりかける）

または、

ピザやパスタ（タバスコを存分にふりかける）

〈石原式基本食――夕食〉

朝食、昼食をここまで述べたような食事にすると、「夕食はアルコールを含めて、何を食べてもＯＫ」というのが「石原式基本食」である。

> **◉夕食**
>
> アルコールを含めて、和食を中心に何を食べてもよい。
>
> 昼食から夕食までの間で空腹を感じたら、チョコレートや黒アメを食べたり、ハチミツや黒砂糖入りの生姜紅茶を飲むといい。

この「石原式基本食」をやってみて、「心身ともに調子がよい」と感じられたら、続ける。万一、「調子がよくない」と感じられたら、すぐに中止し、元の食生活に戻るべきだ。

この「石原式基本食」よりさらに極端な「1日1食」をもし実践しようとするなら、それを継続するか否かは、同様に「自分の体調がよいかどうか」を判断の基準にしていただきたい。

この「石原式基本食」で糖尿病を克服した方は、冒頭であげた方々をはじめ、たくさんいらっしゃる。しかし、こうした方々は糖尿病と診断されても、まだ服薬やインスリンの注射ははじまっていない状態である。

薬や注射での糖尿病治療がはじまっている人が、この「石原式基本食」をするのは少々問題がある。

朝食を生姜紅茶やニンジン・リンゴジュースだけにして、糖尿病薬の内服やインスリン注射を行なうと、低血糖発作を起こし、取り返しのつかない事態になる危険性があるからだ。イライラ、頻脈、冷や汗くらいだったら、チョコレートやアメ、ハチミツを口にすることで速やかに回復するが、万一極度の低血糖状態になり、脳細胞に糖分が供給されないと、昏睡《こんすい》に陥り、悪くすると死に至ることもある。

「朝食を生姜紅茶やニンジン・リンゴジュースにするから、朝の薬の服用やインスリン注射をやめてよいか」などと主治医に相談しても、「それなら一度試してみようか」などと理解を示してくれる医師は、100人に1人もいらっしゃらないだろう。

何しろ「朝は食欲がないので朝食は食べたくない」と糖尿病患者が訴えても、「抗糖尿病薬を服用したり、インスリンを注射するために、無理にでも朝食を摂るように」というのが、西洋医学の見解であるからだ。

したがって、糖尿病と診断され、すぐに投薬やインスリン注射がはじまっている場合は、自己判断で「朝食を生姜紅茶やニンジン・リンゴジュースにして、薬や注射を中止する」ということは絶対にしてはいけない。勝手に自己流を通して糖尿病が悪化でもした際には「責任を持てないので、もう受診しないでください」などとなることも十分にあり得る。

糖尿病薬やインスリン注射ですでに治療中の人は、日常的にウォーキングをはじめとした筋肉運動（162ページ）をして、糖の消費を高めること、後で紹介するような血糖を下げる食物を積極的に摂ること、そして何といっても1日3回の食事の量を「腹八分」になるよう、やや少なめにすることなどを実行して「血糖」や「HbA1c」の値を徐々に下げていき、主治医にアピールして内服薬やインスリン注射を少しずつ減らしてもらうほか方法はない。

30ページの例のY・Y子さんは、HbA1cの値が6・0%と、もともと糖尿病コントロールがよかったし、126ページの医師の場合は、ご本人もご子息も医師であり、自ら血糖値を計りながら「石原式基本食」を実行されたので問題が起きなかったのである。

朝食・昼食・夕食の摂り方　石原式基本食

朝

生姜紅茶
または
ニンジン・リンゴジュース

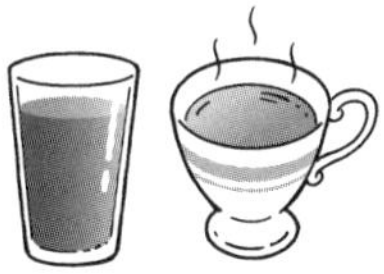

昼

そば
（または、具だくさんのうどん
タバスコをふったピザやパスタ）

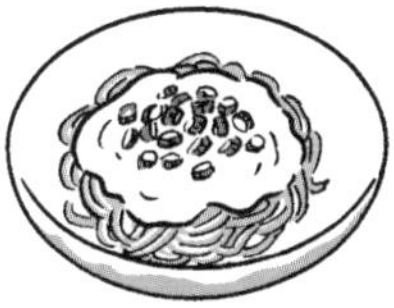

間食

お腹が空いたら、ハチミツや黒砂糖入りの
生姜紅茶、チョコレートや黒アメなど

夜

和食を中心に好きなものを
アルコールもＯＫ

究極の少食療法＝「断食」

ここまで述べてきたように、「空腹」や「断食」の効能がノーベル賞級の研究で証明されてきたこと、また、私たち現代文明人が日常、食べすぎていることを本能的に感知しはじめていることなどから、ここ数年、静かな断食ブームが続いている。

私が伊豆高原にニンジン・リンゴジュースを朝、昼、夕にそれぞれコップ3杯ずつ飲んでもらうだけで、数日ないし1週間すごしていただく健康増進施設を作ってから、はや33年が経過した。

当初はまるで反社会的行為をしているかのように白眼視されてもいたが、1995（平成7）年から石原慎太郎先生（作家、元運輸大臣、元東京都知事）が毎年来られるようになり、100万部のベストセラーになった『老いてこそ人生』（幻冬舎）にも、ご自分のジュース断食の体験も書いていただいた頃から、政財界の重鎮はじめ各界の老若男女多士済々の方々がいらっしゃるようになった。そして一度体験されると、その後はリピーターとして毎年やってこられる方々も少なくない。

来訪者の目的は、「減量」「毎日の宴食・飲酒で疲れた胃腸の休息」「心身の保養」など、さまざまだが、もちろん、糖尿病や高血圧、肝臓病などの病気をお持ちの方もいらっしゃる。糖尿病の方には、基本的には「血糖降下剤」（糖尿病の薬）は、ジュース断食中は服用を中止してもらい、毎日、または少なくとも2日に1回は「空腹時血糖」を測定して、体調を観察しながら断食を続けてもらっている。

先にも注意喚起したように、もしジュース断食中に血糖降下剤の服用を続け、低血糖発作でも起こすと、イライラ、ドキドキ、低血圧、冷や汗、ひどい場合は昏睡という大変な事態に陥る心配があるからだ。

ジュース断食中は、コップ1杯のニンジン・リンゴジュースが約100キロカロリーで、1日9杯を飲むと合計900キロカロリーとなる。午前10時と午後3時に味噌汁（の汁のみ）と黒砂糖入りの生姜湯を飲むようにするので、1日の合計摂取カロリーは1000キロカロリー前後というところになる。たったそれだけのカロリー摂取量でありながら、空腹感を訴える人は皆無（空腹を感じる人は黒砂糖をなめてもらうと、数分後に空腹感は消失）だ。その状態で近くの野山を10㎞以上も散策する人、隣接するゴルフ場で1～2ラウンドプレーする人、近辺の温泉巡りをする人がたくさんいらっしゃる。

「ニンジン・リンゴジュースと生姜紅茶、味噌汁の汁くらいしか口にしていないのに、まったく空腹感もなく、いつもより体も軽く、ゴルフでのスイングの切れもよく、スコアだっていい……。なんだか不思議ですね。自分が日常、いかに食べすぎていたか、よくよくわかりました」というのが、ジュース断食経験者の最大公約数的な感想である。

ここに、実際にジュース断食をはじめて体験された方のお手紙がある。私どもの健康増進施設を、その方の友人である元外務省高官の夫人から紹介してもらったことへのお礼状だ。許可を得てお借りしたものをそのまま掲載させていただく。

拝啓

其の後お変わりなくお過ごしの事と存じ上げます。

過日は私共に伊豆のサナトリウムをご紹介いただき、最初私は、本心半信半疑で参りました。朝昼晩と人参ジュースで、それに切ったレモン、梅干と喉が渇けば生姜湯と一寸《ちょっと》びっくりしましたが、石原先生のご指導通り約1週間頑張りました。

帰省後、かかりつけの病院で精密検査を受けましたところ、何と7kg近くも自然減量となり、あれ程高かった血糖値が「95」とか。私を何回か見てくれた女医さんや看護婦達も完全に狐につつまれた様な顔をして居り、これ程健康が良くなったのは何か方法があるのかと全員に聞かれました。足のムクミも完全に取れ、又、一日の食事量は今迄の1／3位で充分の上満腹感があり、超健康で、これが本当に自分なのかと驚いて居ります。

私共を本当に良い所にご紹介いただき、大変感謝致して居ります。明後日より欧州出張になりますが、本来ですと拝眉の上、ご挨拶を致すべきで御座居ますが、それが出来ません事を何卒お許し下さい。私もこれを機会に健康に留意して仕事に専心致しますので、今後共宜敷くお願い致します。

今回は本当に御世話様になり、重ねて厚く御礼申し上げます。

本当に有難う御座居ました。

先ずは取り急ぎ御礼と要用のみにて失礼を致します。

乱筆乱文をお許し下さい。

敬具

2017年4月

ジュース断食によって、糖尿病の方の空腹時血糖値も、数日後には30～60㎎／dℓくらい下がる例がほとんどだ。ただし、**「また娑婆《しゃば》に帰り、普通の食生活をすると、血糖値は当然上がってきますので、血糖降下剤は主治医の指示通り、服用してください。薬を少しずつ減らしていきたいならば、『よくよくかんで腹八分』の食生活と、ウォーキングはじめ筋肉運動をよくやって、血糖値とHbA1c値を低下させ、主治医に薬を減らしてもらってください」と念を押すことにしている。**

ある時、東京の「ビル診（ビルの中の企業の診療所か、いくつかの診療所を経営している医療法人）」の女医の方（診療所名、自分の名前を名乗らない）から、ヒステリックな声で電話がかかってきた。

「お宅では、糖尿病の患者に薬を飲ませないのですね！」

といきなり大きな声を出されるので、

「ニンジン・リンゴジュースだけを飲んでもらい断食する施設ですから、低血糖発作が起こるのがむしろ心配なので、薬の服用は一時休止してもらい、私が空腹時血糖やHbA1c値を計りながら、体調をコントロールしています」

とお答えすると、

「HbA1c値はすぐ測定できるのですか!!」

と、まるで私が何か罪でも犯しているかのような尋問口調である。

「当方の施設は30年以上の歴史があり、これまで総理大臣4人をはじめ、元厚生大臣（100日近く当施設にご滞在）のほか、20名ほどの大臣経験者、衆議院議長、約100名の国会議員、東大出の現職の厚生官僚（将来の次官候補といわれている）、東大やハーバード大卒の医師をはじめ、100人以上のお医者さんも来られており、決してあやしいところではありませんよ」

と皮肉まじりに言い返すと、これまでの悪意に満ちた怒声が急にトーンダウンして、

「（先ほどの患者は、ジュース断食をして）数値（血糖値やHbA1c値）が悪化していなかったからよかったですが……ムニャムニャ……」

と言って電話が切れた。

こんな統計がある。

1975（昭和50）年の医師数とがん患者数は、同数の約13万人だった。その後40年間

で医師数は約32万人と増加し、がんに対する研究や治療技術も格段の進歩をとげたのにもかかわらず、２０１７（平成29）年にがんで亡くなった方は約38万人。糖尿病もこの40年間で約30倍と著しく増えている。そのほか、ありとあらゆる生活習慣病が激増しているのもご存じの通りだ。

近年の医療費は年間40兆円を超え、毎年1兆円ずつ増加していく試算である。70歳以上の高齢者は平均7種以上の薬を常用しているし、団塊の世代（１９４７〜１９４９年生）が全員75歳以上の後期高齢者になる２０２５年には、世界に誇る日本の医療保険制度が崩壊するのではないか、という危機感が高まりつつある。

日本の医師たちは、まるで泥舟に乗って沈んでいく状態にあるのに、友人の医師たちにこうした話をしても危機感を抱いている者はほとんどいない。

もちろん医師たちは過酷な労働を強いられ、懸命に治療をしているのだが、「食事や運動などの生活療法で病気を防いだり、改善できる」という認識が乏しい。先にあげたどこかの女医の方のように、30年以上の実績のある当方のジュース断食施設で一時的に血糖降下剤を休止して、「少食の大切さ」を糖尿病患者さんに実感していただいたことに対して、どなり込んでくるのだからあきれてしまう。

このまま過剰な検査、投薬を続ける治療が続き、医療費の高騰に抑制がかからないと医療保険制度が崩壊し、そこに生活の糧《かて》を依存しているほとんどの医師たちは収入が激減するか、職を失う可能性もある（私の場合は自由診療〈非保険診療〉を行なっているので、何が起きても何の痛痒《つうよう》も感じないが……）。

国全体で1000兆円を超える日本の借金の膨張の大きな一因が、毎年の医療費の高騰である。

医療費の高騰に歯止めをかけるためには、検査漬け、薬漬け……と批判されることもある西洋医学的な診療方法・論理を見直し、是正することはもちろんのこと、医療を受ける患者側も過食や運動不足の生活習慣を改め、病気を防ぎ、なるべく病院にかからなくてすむような健康体を作る必要がある。

糖尿病をはじめ、高血圧、高脂血症、脂肪肝、がん、脳卒中、心筋梗塞、痛風など、日本の医療費の大半を費消している病気は「生活習慣病」と呼ばれているのだから。

4章のポイント

- 糖質そのものの「**米やイモ類**」を**食べなくなってきた**日本人に、糖尿病が増え続けている

- **糖質だけ制限しても、**糖尿病は治らない

- 「米やイモ類」に代わって増えた「**高脂肪食（欧米食）**」**の食べすぎ**が糖尿病増加の直接要因

- 「**空腹**」**状態**は、血液中の余分な糖を燃やす。その他、免疫力が高まるなど、さまざまなよい効果

- 食べすぎ（腹十二分目）を腹八分目へ。「**石原式基本食**」なら簡単に実現

5章

クスリなしで血糖値を下げて、上げない法

運動、日常生活篇

糖尿病はこんな習慣で予防できる

米国ハーバード大学のD・モザファリアン博士らが、65歳以上の男女4883例を10年間追跡調査した研究がある。その結果、

・身体活動、食事習慣ともによい状態にある人は、そうでない人より、糖尿病の発症リスクが46％低い

・これに加えて喫煙せず、アルコールの摂取量も適度な人は、糖尿病の発症リスクが82％低い

・さらに加えて、内臓脂肪も多くない人（BMIが25未満、またはウエストが女性で88㎝以下、男性で92㎝以下）は、糖尿病の発症リスクが89％低い

と発表している（BMIとは体重〔kg〕÷身長〔m〕÷身長〔m〕で計算する肥満度を表わす数値／『Archives of Internal Medicine』201

0年4月27日号)。

「糖尿病は治らない。薬で症状悪化を抑えられるだけだ」などと主張する医師もいるが、薬よりも「生活改善」のほうが大切であることを、次の実験も証明している。

米国の研究者たちが「糖尿病予備群」2700人をそれぞれ以下の3つのグループ900人ずつに分けて、8年6カ月追跡調査をした。

(1)生活改善を行なうグループ

(2)薬(経口糖尿病薬)を飲むグループ

(3)偽薬(プラセボ)を飲むグループ

その結果、「糖尿病を発症した人」は、(3)の偽薬を飲むグループに比べて、

(1)の生活改善グループが34%低い

(2)の糖尿病薬を飲むグループが18%低い

ことがわかった。実際にそれぞれの人々に何をしたのかというと、

(1)のグループに行なったことは、

・脂肪摂取を減らして、食事全体のカロリーを抑える

・週に150分の運動を行なう

（2）のグループに行なったことは、
・メトホルミン（肝臓での糖の生成を抑えて血糖を下げるビグアナイド系血糖降下薬＝74ページ）を飲ませる
（3）のグループに行なったことは、
・「抗糖尿病薬」とは関係ないビタミン剤などを飲ませる
というもの。この研究結果は世界屈指の医学誌『Ｌａｎｃｅｔ』に掲載された。
この研究で、（1）のグループの人々が行なって成果を出した方法は、
・「脂肪摂取を減らして、食事全体のカロリーを抑える」＝食事
・「週に150分の運動を行なう」＝運動
の2点である。

ここまで本書で述べてきたように、「食べすぎを『石原式基本食』やジュース断食で断ち、脂肪の多い欧米食をやめて和食に変える」という食生活の転換はもちろんのこと、それに加え、日常運動を励行すること、つまり生活改善が重要であることがわかる。

筋肉を動かすと血糖が下がるメカニズム

ではなぜ、運動によって血糖値が下がるのだろうか。ちょっと難しくなるが、そのメカニズムはこうなっている。

私たちの体重の約40％を占める筋肉の細胞内にある「グルコース・トランスポーター4」（GLUT‐4）という物質は、血糖を筋肉細胞内に取り込む作用がある。この「GLUT‐4」と運動との関係を少しくわしく述べる。

(1) すぐに表われる効果

運動すると「GLUT‐4」が筋肉細胞の細胞膜のほうに移動して、血糖を取り込む量が増える。

（２）続けることで表われる効果

運動を続けると、筋肉細胞内の「ＧＬＵＴ‐４」の量が増加してくる。

人体を構成する約60兆個の細胞の活動源はほぼ１００％糖に依存していることから、体重の約40％を占める筋肉は「人体最大の糖の消費器官」である。その最大の消費器官が運動によって「ＧＬＵＴ‐４」を増やし、より血糖を取り込むようになれば血糖値が下がるのも当然である。

その他にも、筋肉と血糖値についてこんな研究もある。

２００５年にデンマークのコペンハーゲン大学のペデルセン博士が発見した、筋肉から分泌されるホルモン（マイオカイン＝ｍｙｏｋｉｎｅ）の中には、血糖値を下げるホルモンが数種類存在することがわかっている。「マイオカイン」は、

・ＩＬ‐６……糖尿病や肥満を防ぐ
・アディポネクチン……糖尿病や動脈硬化、うつ病、ストレスに効果
・ＳＰＡＲＣ……大腸がんを抑制する

・ＦＧＦ‐21……脂肪肝を防ぐ
・アイリシン……認知機能を改善する
・ＩＧＦ‐1……アルツハイマー病の原因物質を減らす

などである。その中の「アディポネクチン」の名を聞いたことがある方もおられるだろう。

アディポネクチンはもともと脂肪細胞より分泌されるホルモンとして発見され、そのはたらきとして、

①脂肪の燃焼を促す
②インスリンのはたらきを助ける

などが知られている。

肥満や内臓脂肪の蓄積（メタボ）で脂肪細胞が肥大化すると、アディポネクチンの分泌が低下してしまう。すると糖尿病や高脂血症のリスクが高まるのだ。

ここまでまとめたように、筋肉運動は糖尿病だけでなく、さまざまな病気の予防改善に役立つことがわかる。

では、糖尿病にとってより効果的な運動はあるのだろうか。

米国ルイジアナ州立大学システム予防医学研究部長のティモシー・チャーチ博士らは、HbA1c（過去1～2カ月の血糖の平均。正常値＝4・6～6・2％）の平均値が、7・7％の糖尿病患者262人を4つのグループに分け、それぞれに異なる運動のやり方をさせた。その4つとは、

（A）筋肉トレーニング（筋トレ）……73人
（B）有酸素運動……72人
（C）筋トレと有酸素運動を両方やる……76人
（D）何もしない……41人

であり、それぞれの運動のやり方の中味は、

（A）胸や腹筋など上半身の筋トレを4種類2セットずつ
　　脚の筋トレを3種類3セット
　　背中の筋トレを2セット
　　の運動を週に3回
（B）週に150分のウォーキング
（C）胸、腹、脚、背中の筋トレを1セットずつ週2回

ウォーキングを週に100分程度
(D)何もしない
とし、(A)(B)(C)それぞれのトータル運動量(消費エネルギー)が同じくらいになるようにした。

その結果は、何もしていない(D)に比べて、「HbA1c」値は、
(A)0・2%の低下
(B)0・2%の低下
(C)0・3%の低下
となった。

これは、ウォーキングなどの「有酸素運動」とダンベルなどを使った「筋肉運動」両方を行なうことがより、血糖(HbA1c)低下に効果的であることを示している。

この研究結果から、私たちが日常どんな運動をすればいいか、次項で具体的に見ていこう。

効果的な運動法

⑴ 有酸素運動

酸素を十分吸い込みながらやる有酸素運動（aerobics《エアロビクス》）で、一番簡単であり、なおかつ運動の基本中の基本がウォーキングである。

年代別の理想の歩く速さ（1分間に歩く距離）と1日の目標歩数は上の表を参考にして、取り組んでいただきたい。

**年代別
歩く速さと歩数の目標**

	分速 1分間に歩く距離	1日の 目標歩数
30代	85m	10,000歩
40代	80m	9,000歩
50代	75m	8,000歩
60代	70m	7,000歩
70代	60m	6,000歩

血糖を下げる筋肉運動

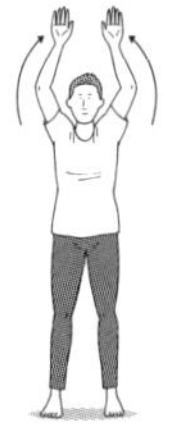

①バンザイ運動
（→163ページへ）

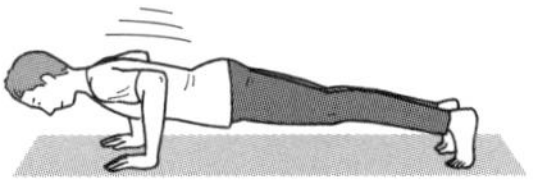

②腕立て伏せ
（→164ページへ）

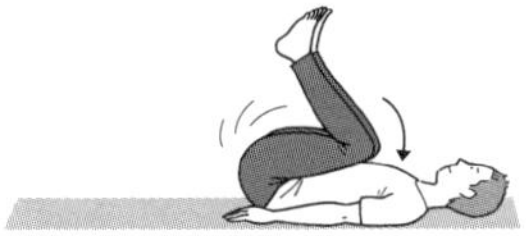

③ひざ曲げ腹筋運動
（→166ページへ）

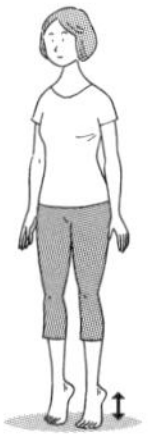

④かかと上げ運動
（→168ページへ）

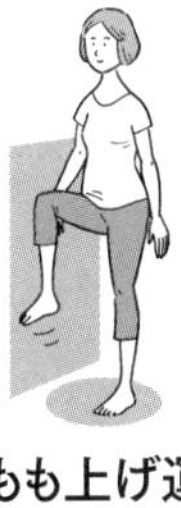

⑤もも上げ運動
（→169ページへ）

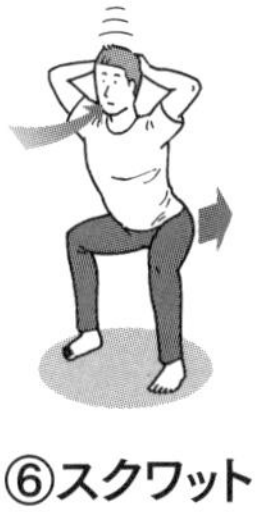

⑥スクワット
（→170ページへ）

(2) 筋肉運動

現在、すでにスポーツジムに通い、バーベルやダンベル、さまざまな器械を用いて筋肉運動をやっている人は、それを続けるといいだろう。

しかし、さあこれからという人は、まずは次の①~⑥の運動を週2~4回からはじめるといい。無理をせず、途中に休みを入れながら行なってよい。

筋肉は90歳になっても発達することがわかっている。やり慣れてきたり、やっていて物足りなくなったら、1回の回数やセット数をしだいに増やしていく。

筋肉運動で基本的に行ないたいのは下半身だ。なぜなら、ヘソより下の下半身に全筋肉の70%以上が存在しているからである。したがって、糖尿病の予防・改善には、下半身の運動を中心にやるほうがより効率的なのである。

とはいえ、運動習慣があまりない人は、まずは上半身の運動からはじめて、下半身の運動へとしていくといいだろう。血行もよくなるし、疲れも残りにくく、気分もよくなる効果もある。

①〈上半身の運動〉 バンザイ運動

「バンザイ運動」はその名の通り、立ってバンザイをするだけ。胸部を拡張し、常に重力により下方に圧迫されている上半身の筋肉のストレスをとる作用もあり、「バンザイなんて」と思うかもしれないが、案外やる機会もなく、やってみるとなかなか気持ちのいいものだ。

「バンザイ運動」のやり方

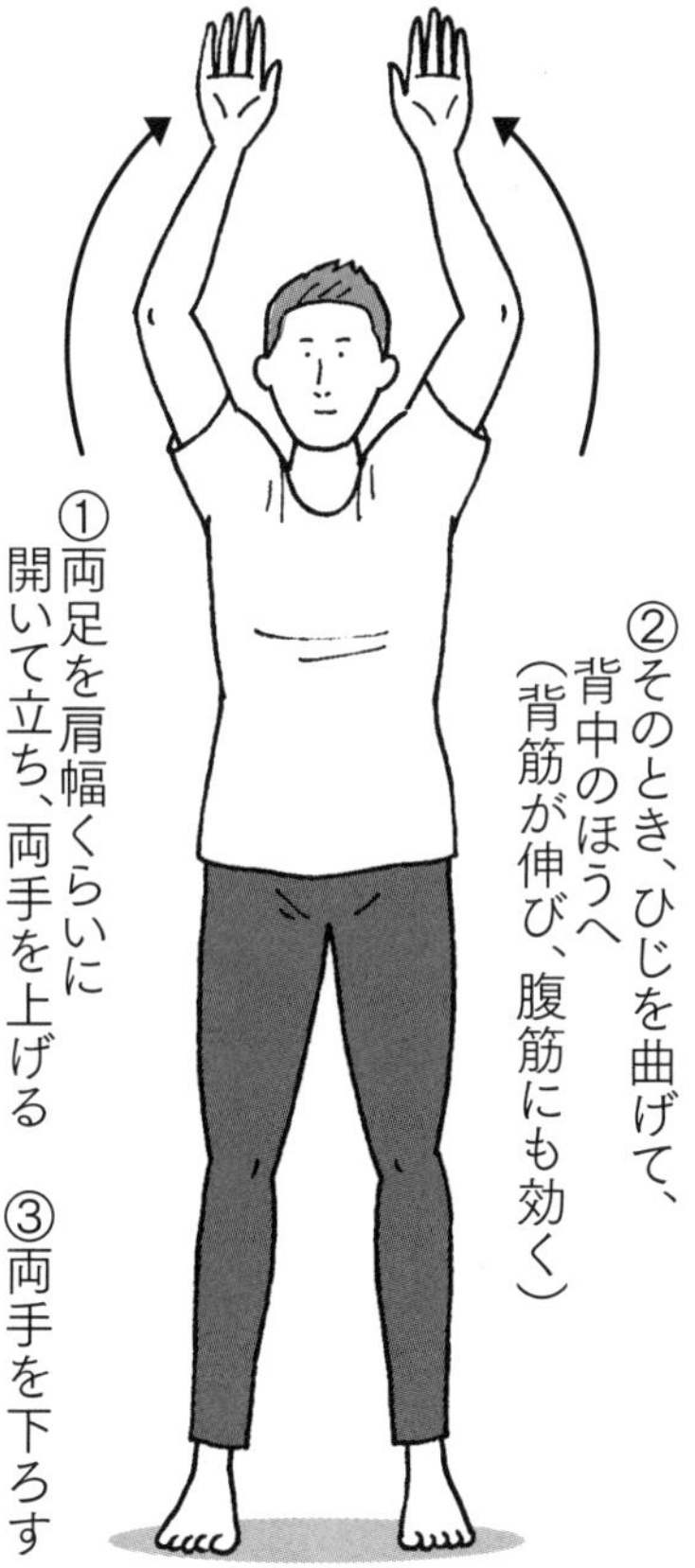
①両足を肩幅くらいに開いて立ち、両手を上げる
②そのとき、ひじを曲げて、背中のほうへ（背筋が伸び、腹筋にも効く）
③両手を下ろす

※①～③を10回（1セット）、5セットくり返す

②〈上半身の運動〉（かべ）腕立て伏せ

誰もが子どもの頃にやったことがある「腕立て伏せ」は、上半身にある筋肉のほとんどを刺激、鍛えることができる効果的な運動だ。改めてトライしてみよう。

「腕立て伏せ」のやり方

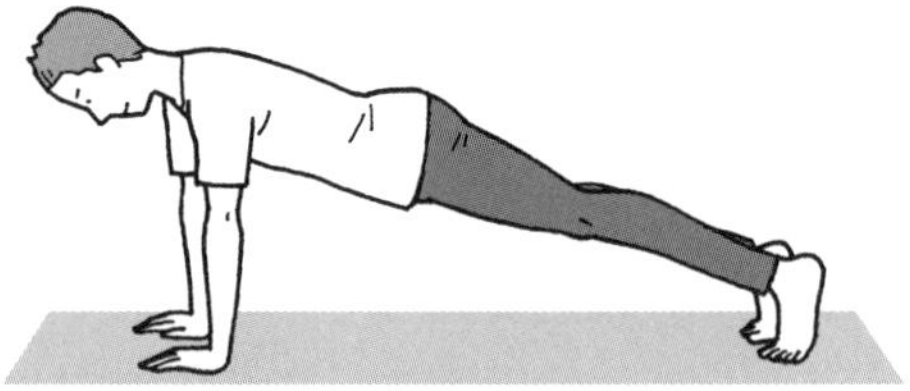

①両腕を肩幅に広げ、
ひじを伸ばして背筋をまっすぐに

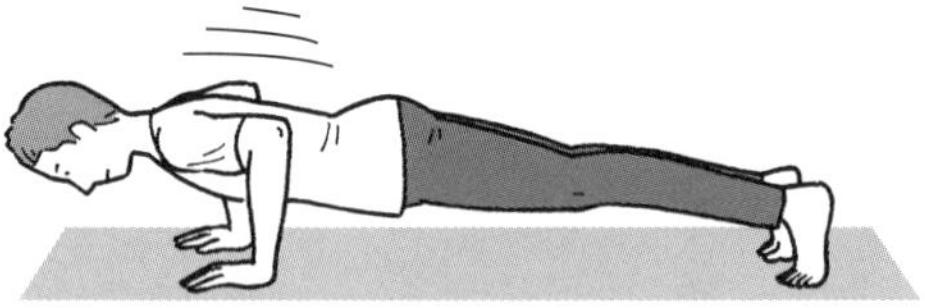

②脇を締め、
ひじが90度になるくらいまで
上半身を床に近づける

※①～②を5～10回（1セット）、
5セットくり返す

とはいっても、「腕立て伏せ」を1回もできない人もいる。とくに女性はそうだろう。そういう人は、「かべ腕立て伏せ」を同じような回数・セット数からはじめ、筋力がついてきたら回数やセット数を増やしていくといい。

「かべ腕立て伏せ」のやり方

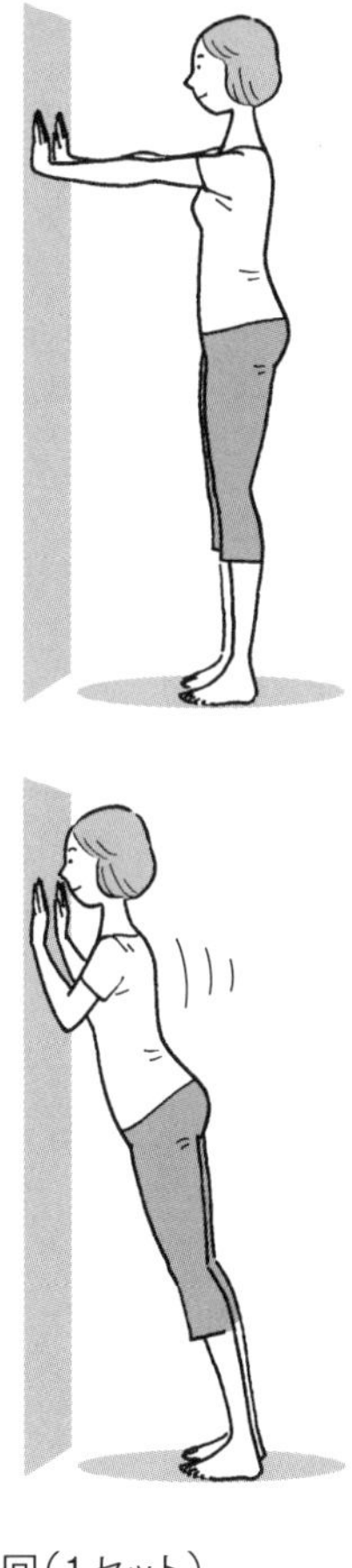

①両腕を肩幅に広げ、かべに両手をつく

②ひじを曲げて、かべに胸を近づけていく

※①〜②を5〜10回（1セット）、5セットくり返す

③〈下半身の運動〉ひざ曲げ腹筋運動

いよいよ下半身の運動に入る。

腹部には、胃腸、肝臓、すい臓、腎臓などの重要臓器がたくさん存在しているのに、骨がない。そこで縦に走る腹直筋、横に走る腹横筋、斜めに走る腹斜筋の三層の筋肉が存在し、しっかりと内臓を保護している。

人体には、約600の筋肉が存在するが、腹筋はお尻の大臀筋《だいでんきん》、太ももの大腿四頭筋《だいたいしとうきん》に次ぐ3番目の筋肉量がある。

したがって、腹筋を鍛えると血糖の消費を増やすことができるし、基礎代謝も上がり、肝臓、腎臓など産熱量の多い内臓の血流をよくして、さらなる血糖の消費につながる。

そこで腹筋を鍛えるといえばおなじみなのが、腹筋運動だ。両足首を固定して、あお向けに寝、上半身を起こして顔を両足に近づけ、その後元に戻すという「普通の腹筋運動」は運動選手か、腹筋のかなり発達した人にしかできない。

普通の腹筋運動ができない人におすすめなのが、「ひざ曲げ腹筋運動」である。

「ひざ曲げ腹筋運動」のやり方

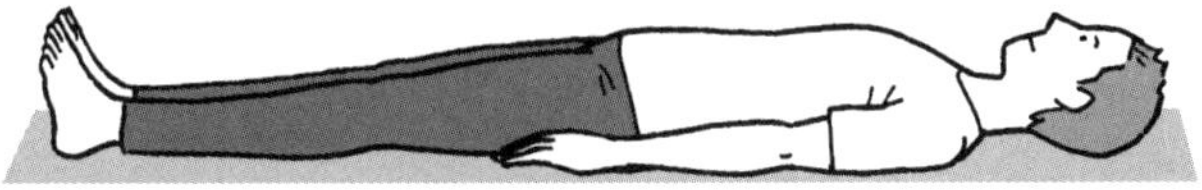

①仰向けになり、両足を伸ばす

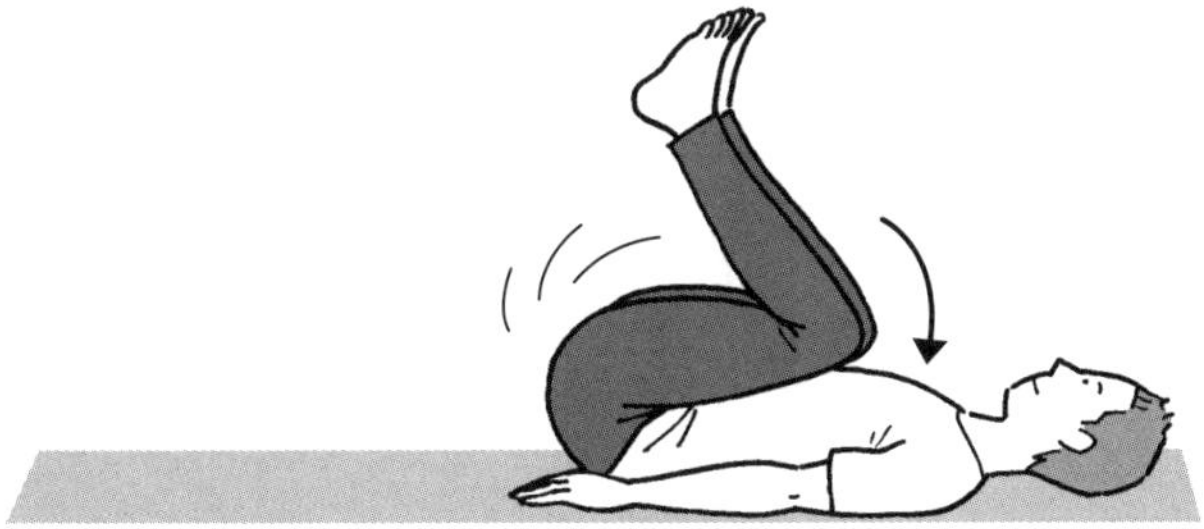

②ひざを曲げながら、
両足を胸に引き寄せる

※①～②を5～10回(1セット)、5セットくり返す

④〈下半身の運動〉かかと上げ運動（Calf《カーフ》 raise《レイズ》）

最も簡単な運動のひとつである。第2の心臓といわれるふくらはぎ（Calf）の筋肉を刺激し、鍛える運動だ。これによって全身の血行もよくなり、体温も上がるので、糖の代謝・燃焼が促される。

「かかと上げ運動」のやり方

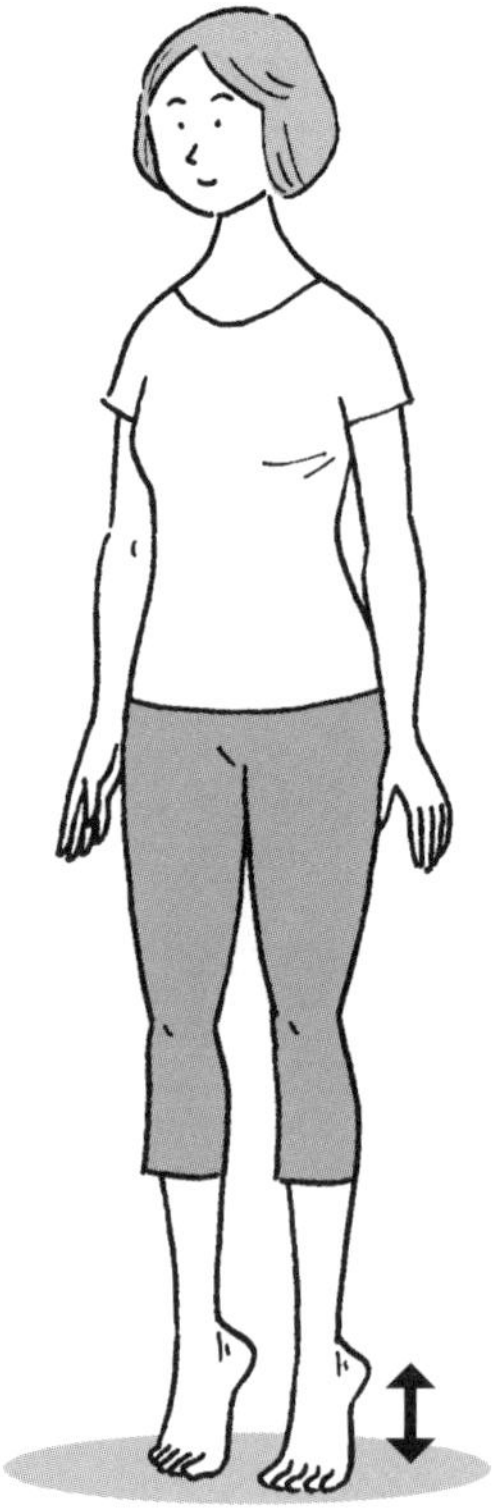

①両足を少し開いて直立する

②その場でかかとを10～15回上げ下げする

※①～②を5～10回（1セット）、5セットくり返す

⑤〈下半身の運動〉もも上げ運動

次にあげるスクワットができないくらい下半身の筋力が弱い人や、スクワットをするとひざや腰、下肢の筋肉が痛む人は、代わりにこの「もも上げ運動」をやられるといい。

ひざには負担がかからないし、簡単にできて腹筋の運動にもなる。

「もも上げ運動」のやり方

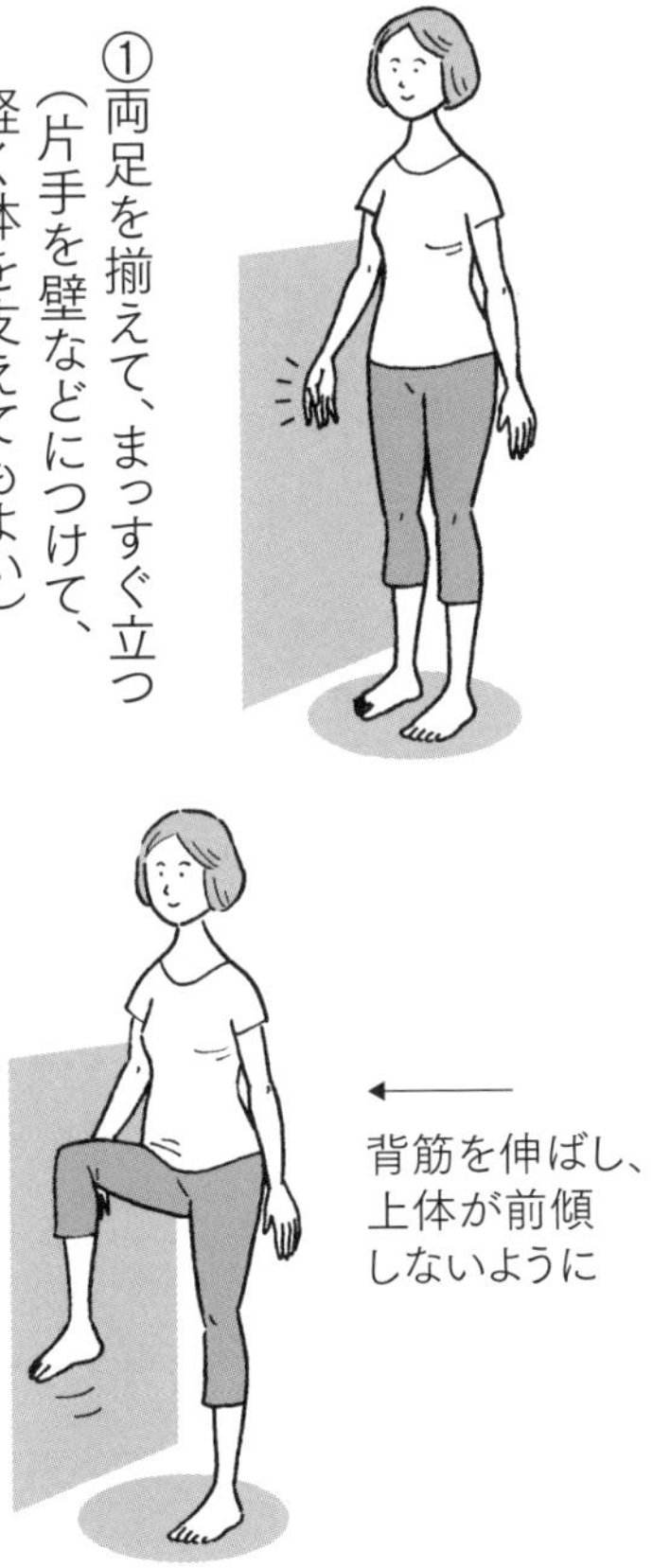

①両足を揃えて、まっすぐ立つ
（片手を壁などにつけて、
軽く体を支えてもよい）

②片足ずつ太ももを引き上げる

※①〜②を10回（1セット）、
5セットくり返す

⑥〈下半身の運動〉スクワット

スクワット（Ｓｑｕａｔ）とは英語で「しゃがみ込む」という意味だが、体全体の筋肉の70％を占める下半身のほとんどを鍛える効果がある運動だ。

「スクワット」のやり方

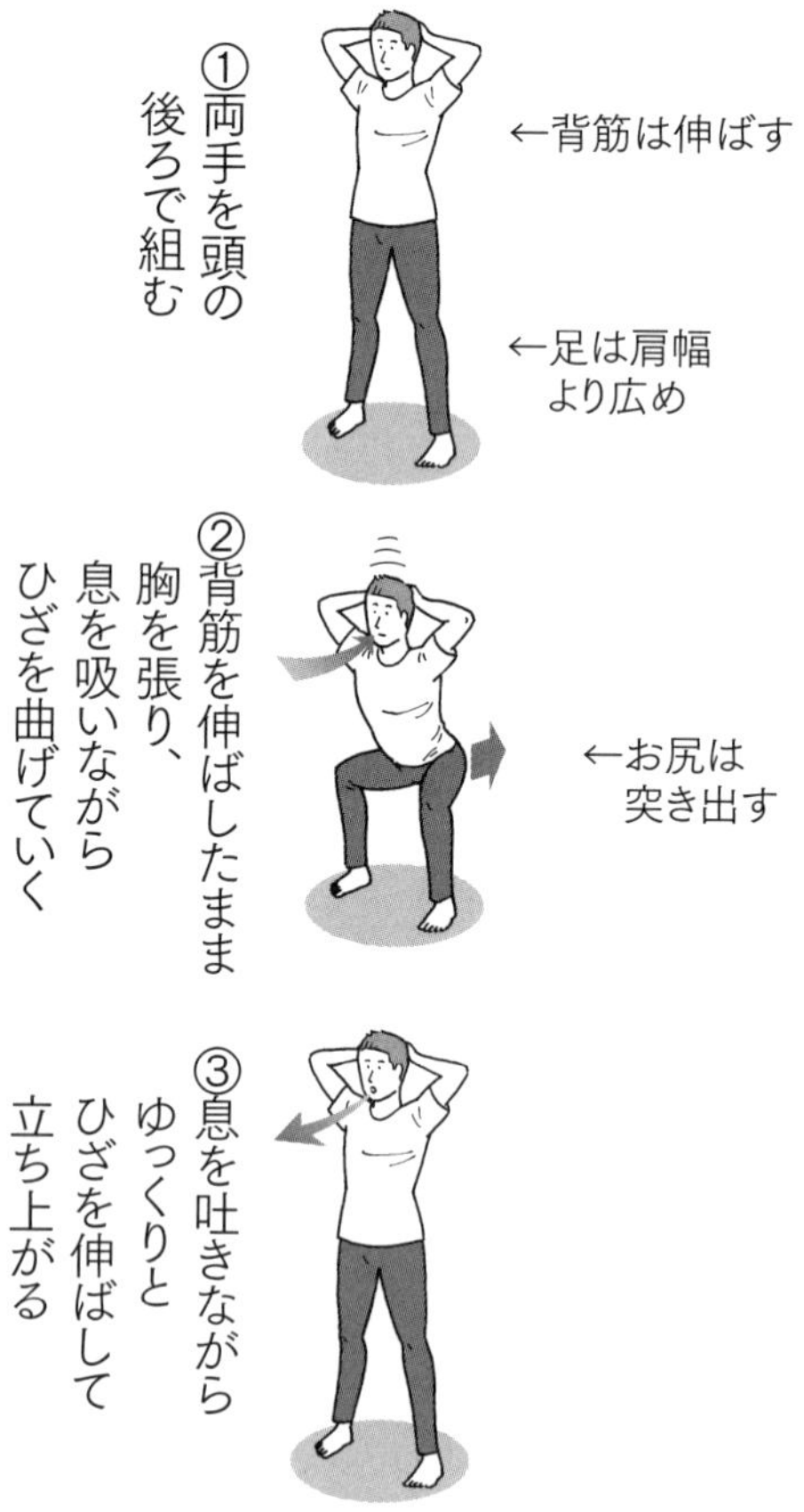
①両手を頭の後ろで組む
←背筋は伸ばす
←足は肩幅より広め
②背筋を伸ばしたまま胸を張り、息を吸いながらひざを曲げていく
←お尻は突き出す
③息を吐きながらゆっくりとひざを伸ばして立ち上がる

※①～③を5～10回（1セット）、5セットくり返す

運動はこの順番で

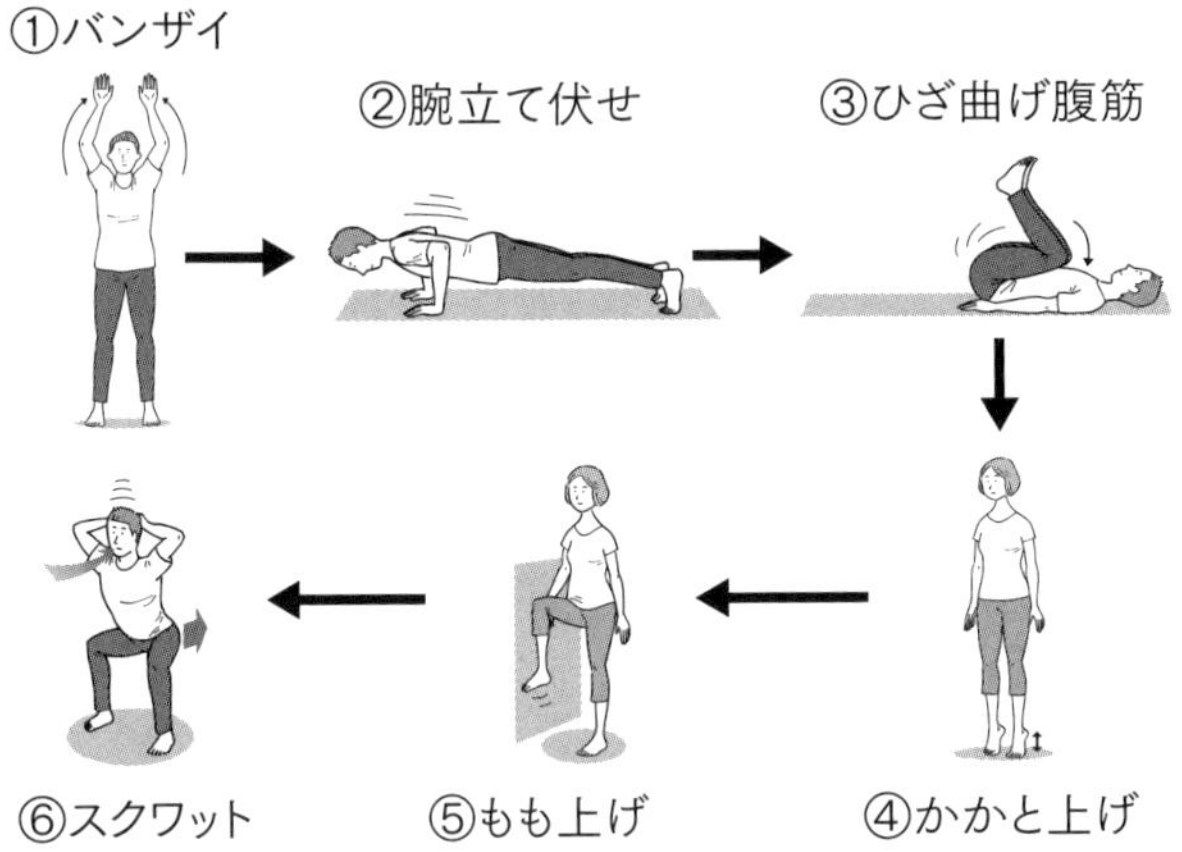

体力がない人は

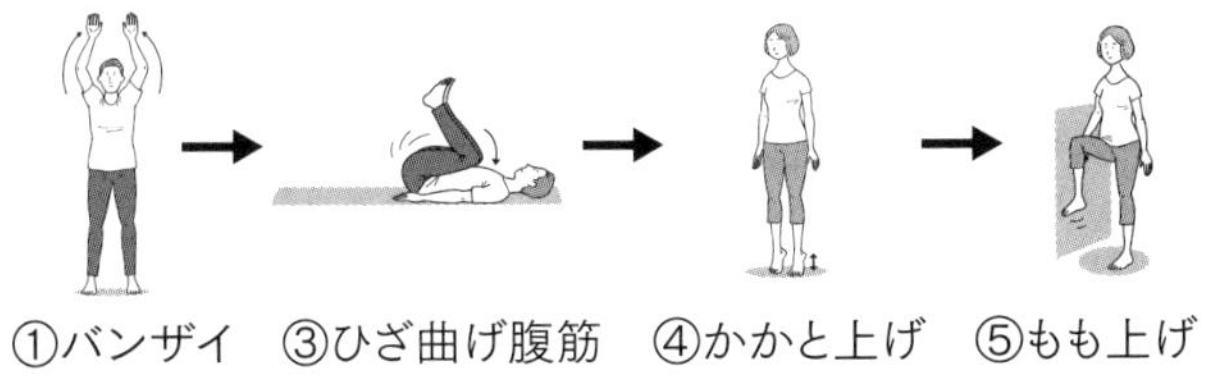

時間がないときは

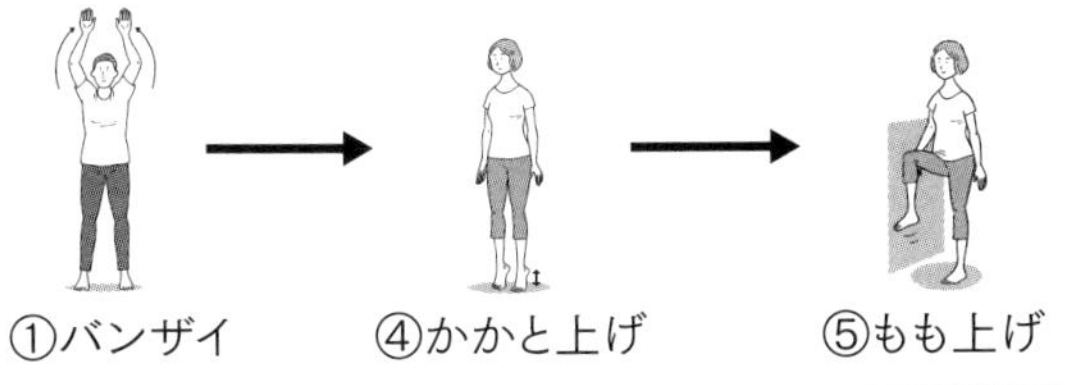

このほか、椅子に座った状態で「貧乏ゆすり」を3分間やると20分歩いたのと同じ効果になる、という実験もある。しかも、下半身の体温が1度上昇するという。1日3回やると1時間歩いたことになる計算だ。お行儀はよくないかもしれないが、座っている時間が長い人はやられるといい。

また、「グーパー運動を、1日数回やるだけで、血圧が下がる」というカナダのマクマスター大学の研究がある。「グーパー運動」とは、両手を握ってグーにしたり、開いてパーにすることをくり返す運動のことだ。

何かと座っている時間が長い人は、ちょっとした時間を見つけてこの貧乏ゆすり、グーパー運動、あるいは首や腰をひねるだけでも運動の足しになる。それによってマイオカインの分泌、血糖の消費を促すことができる。

コラム　透析患者さんにも運動のすすめ

糖尿病性腎症や慢性腎臓病（CKD＝Chronic Kidney Disease）により、透析療法を余儀なくされている患者さんの数は32万人を超えている。そのうち45％近くが糖尿病性腎症によるものだ。

これまでは腎臓病の人が運動をすると、

・体内に老廃物が多く作られ、それを解毒する腎臓に負担がかかる
・タンパク尿が出る

などの理由で、患者には安静が推奨されていた。

しかし、イギリスの研究で腎臓病患者を、

（A）運動しない群
（B）1日に40分の運動を週3回行なう群

に分けて1年間追跡したところ、

（A）群……腎機能悪化

（B）群……腎機能の著しい改善

という結果が得られた。

日本でも2014年に、国立循環器病研究センターが、急性心筋梗塞で入院後、3カ月の心臓リハビリテーション（運動）に参加した538人のリハビリテーション前後の腎機能の状態を調べたところ、慢性腎臓病患者の腎機能が10％改善したという。

こうした研究の結果、これまで安静第一とされていた慢性腎臓病の治療に、いまでは「腎臓リハビリ（運動）」が推奨されるようになっている。人工透析中にもペダルこぎ、または、足に重りをつけて上げさせる運動などの運動療法を行なう病院も増えてきている。それは、

・日常に運動を取り入れている透析患者は、運動をしない患者より生存期間が長い

・運動をすると、透析において血液の老廃物の浄化効率が高まる

などの研究報告が、後押ししてくれたからだ。

ただ、運動といっても、ウォーキングなど軽めの運動にとどめることが大切であり、透析直後は血圧の低下が起こることが多く、避けるべきといわれる。

体内のあらゆる臓器は、血液が運んでくる水、酸素、さまざまな栄養素、ホルモン類、免疫物質でその臓器特有のはたらきをし、また病気を防いでいる。運動をすることで、腎臓も含めたあらゆる臓器への血液の循環がよくなり、それぞれの臓器のはたらきが促進される。

また、運動することで、さまざまな病気の予防や改善に役立つホルモン様物質（マイオカイン）が筋肉から分泌されていることが、デンマークのコペンハーゲン大学のペデルセン博士によって明らかにされたことは既に述べた通りだ。

血糖を下げる生活習慣

(1) 入浴法

ここまで、糖尿病対策としての運動のやり方を具体的にあげてきた。先の研究にもあったように、食生活とともに日常の生活習慣は血糖を下げる上でも大きな影響がある。

そのひとつが「入浴」だ。

湯船に10分つかると、深部体温が約2℃上昇し、代謝も約20%よくなる。

これにより、30~40キロカロリーが消費され、その結果、血糖が下がってる。

これは、湯温39~41℃の「気持ちよい」と感じる湯船につかった時の効果だ。「気持ちよい」と感じることでリラックスの神経である副交感神経がはたらくので、インスリンの分泌も促進され、脳からは快感ホルモンのβエンドルフィンの分泌もよくなって血行がよくなり、体温も上昇して、血糖が下がるのである。

ここで注意したいのが、湯温42℃以上の熱い風呂に入ると、その「熱さ」がストレスになって、交感神経が刺激されてしまう。こうなると、副腎からアドレナリンが分泌されて、逆に血糖が上昇してしまうのである。

（2） 笑う効能

「糖尿病患者十数人に落語を鑑賞させた後、血糖値がぐんと下がった」という実験がある。落語を楽しんで大いに笑うことで、筋肉量の多い腹筋が動いて糖が消費されること、また笑うことでリラックスの神経（副交感神経）がよくはたらいて、体内の臓器のはたらきが活発になり、その結果、インスリンの分泌やそのはたらきもよくなる、などの点から、血糖値が下がったと考えられる。

患者に菜食の食事を提供することで有名な米国ロマ・リンダ大学（カリフォルニア州）の精神・神経免疫学のリー・バーグ博士らは、糖尿病で高血圧と高コレステロール血症を有する20症例（平均年齢50歳）を「笑い群」と「対照群」に分けて、以下のような研究を行なった。

両群の患者とも、同じように標準的な治療を受け、降圧剤、コレステロール低下薬も服用しつつ、「笑い群」には毎日30分、コメディー番組を見るように指導し、12カ月後の血糖値、コレステロール値、心臓病と関連の深いＣＲＰ（炎症のマーカー）値を比べた。

その結果、「笑い群」では、何もしない「対照群」と比べて善玉ＨＤＬコレステロール値が26％増加、ＣＲＰ値も66％低下、血糖値も下がったという。

同じくロマ・リンダ大学の研究班がボランティアたちに「その日の午後、コメディー映画を見せる」と予告して、彼らの血中ホルモン濃度を測定した。

その結果、血糖を上げる「ストレスホルモン」の、

・コルチゾール……39％減少
・エピネフリン……70％減少
・ドーパミン……38％減少

という結果が得られた。

「今日は楽しいことがある。楽しい人に会えて笑える」と思っただけで、血糖が下がるわけだ。

「よく笑う人」「楽しいことを考えて実行する人」は、確かに病気とは縁遠いという印象がある。

実際にそれを証明する結果があるのだから、心がけていて損はないだろう。

コラム 糖尿病と禁煙について

Q：45歳のサラリーマンです。会社の検診で数年前から〝糖尿病予備群〟との注意を受けていました。今年に入り、健康のためにと思い切って禁煙したところ、体重が増え、ＨｂＡ１ｃ値が６・７になり、糖尿病薬の服用を勧められました。薬は服用したくありません。対策をご教示ください。

A：世界的に権威のあるイギリスの医学誌『Ｌａｎｃｅｔ』の２０１５年４月29日号にあなたの悩みを証明するような論文が掲載されました。

イギリスのコベントリー大学の研究チームが、過去の25の論文と、新たに電子カルテのデータから、18歳以上の喫煙者の糖尿病患者＝１万６９２人について、２００５〜２００９年のデータを解析しました。そのうち、１年以上の禁煙に成功した人は３１３１人。過去25の研究論文では、ＨｂＡ１ｃ値（６・５％以上が糖尿病）が、禁煙後は最大54％も増加することを明らかにしています。

つまり、禁煙前が「7・0」なら「10・0以上」となり、これは腎不全や失明が心配なレベルになります。

電子カルテ群の禁煙者3131人は、禁煙後1年で平均「0・2」の上昇と小幅ですが、さらに2年後まで悪化しました。

つまり、禁煙することで「食欲が出る」「消化液の分泌が多くなる」「交感神経の緊張がとれる」などして、体重の増加↓糖尿病の悪化につながるというのは本当のようです。

せっかくの禁煙を糖尿病の悪化につなげないためには、糖尿病治療の原則である「少食」「運動」がより必要でしょう。

ゆめゆめ、「タバコは百害あって一利あり」などと思わないことです。

5 章のポイント

- 糖尿病を根本的に治すなら、**薬よりも生活改善**
- **効果的な運動**で血糖を燃やせば血糖値は下がる
- ウォーキングと筋肉運動を上手に**組み合わせる**
- 簡単すぎる「**バンザイ**」や「**かかとの上げ下げ**」でも、立派な運動
- ふだんから**血糖がよく燃える暮らし**（入浴法、よく笑う……）を

付

血糖を下げる「ベスト食材」&「簡単レシピ」選

※「石原式基本食」（126ページ）の中で、とくに夕食のメニューづくりに役立てていただくと、よりよい結果につながることだろう。

血糖を下げる「ベスト食材」❶ タマネギ

タマネギに含まれる「グルコキニン」が血糖を下げる。

タマネギに限らず、ニラ、ニンニク、ネギ、ラッキョウなどのユリ科アリウム属の野菜には「グルコキニン」が含まれている。

こうした野菜に含まれる「硫化アリル」は、血管を拡張して血流をよくして、体を温める。その結果、血液中の糖の代謝、燃焼をよくして、血糖が下がる、という側面もあるだろう。

血糖を下げる「ベスト食材」❷ ヤマイモ

ヤマイモの粘り気の成分「デオスコラン」には血糖降下作用がある。

糖尿病の人は軀幹《くかん》（胴体）に比べて、手足（腕や下肢）が細い人が多い。

体重の約40％が筋肉で、その筋肉の70％が下半身に存在する。筋肉は血糖の最大の消費器官であることから考えても、下肢（の筋肉）の細い人は血糖の消費が十分でなく、血糖が燃え残り、高血糖→糖尿病を患《わずら》いやすいという一面がある。

漢方の「相似《そうじ》の理論」（形の似たものには似たようなはたらきがあるという考え方）からいうと、人間の下半身は植物でいえば「根」に相当する。この関係から、下肢、腰（の筋肉）を強くするのにはゴボウ、ニンジン、レンコン、ネギ、タマネギ、ヤマイモなどの根菜類を食べるといいとされている。

足腰の痛み、しびれ、むくみ、冷え、こむら返り、頻尿、インポテンツなどに用いられる漢方薬の「八味地黄丸《はちみじおうがん》」は8つの生薬より成り、そのうち5つは山薬（ヤマイモ）をはじめ、「根」の生薬だ。「八味地黄丸」には血糖を下げる効果があるのもうなずける。

血糖を下げる「ベスト食材」❸ 玄米

かつて日本一の長寿県であった沖縄の平均寿命が急に短くなった現象は、「沖縄クライシス（危機）」と呼ばれている。

その原因は玄米や野菜を中心としていた伝統食が、アメリカ軍の進駐以来、ピザやステーキなどの高脂肪、高タンパク食中心の、いわゆる欧米食に変わったことがあげられている。

琉球大学の益崎裕章教授の、マウスを使った次のような実験がある。

・A群……マウスに「高脂肪食」のみを与える
・B群……マウスに「高脂肪食」と玄米の成分である「γ-オリザノール」を与える

この実験の結果、

・A群のマウス……インスリンを分泌するすい臓のβ細胞が破壊された
・B群のマウス……β細胞の減少を阻止できた

さらに、化学物質でβ細胞を破壊したマウスに「γ - オリザノール」を投与したところ、「β細胞の回復が見られた」という。

これまで玄米に含まれる「食物繊維」が腸から血液への糖の過剰吸収を阻止するから、「玄米は糖尿病にいい」とされていた。

しかし、益崎教授らの研究から「γ - オリザノールによるβ細胞の庇護《ひご》作用」も、糖尿病の予防、改善に寄与していることがわかる。

その他、米に含まれる「レジスタントスターチ」が血糖を（のみならずコレステロールや血圧も）下げてくれることがわかっている。

血糖を下げる「ベスト食材」❹ 麦飯

「貧乏人は麦を食え」と言ったのは、かつての池田勇人《はやと》首相（1899〜1965、首相在位1960〜1964）だったと思うが、これを「金持ち（美食家）は麦を食え」と言い換えてもいい。

なぜなら、麦の食物繊維含有量は、精白米が0・5gなのに対し、約10g（いずれも100g中）と、白米より格段に多いからだ。

麦の食物繊維（水溶性）は「β‐グルカン」で、これには、

①食後の血糖値を低下させる
②食後のインスリン分泌を低下させる（インスリンを節約できる）
③血液中のコレステロール（とくに悪玉LDLコレステロール）を減少させる

などの効能があることがわかっている。

これは、腸から血液中への糖やコレステロールの吸収を食物繊維がブロックするから、と考えられる。

元禄時代に江戸の町民が玄米を精白して白米として食するようになってから多発し、第二次大戦時まで多くの日本人を悩ませた脚気《かっけ》（ビタミンB_1不足により、下肢倦怠感、知覚異常などの多発性神経炎の症状、食欲不振、便秘などをともない、時にむくみや心肥大で死に至ることもある）という病気がある。これが明治初期の日本軍兵士の間でも大流行した。

当時、海軍軍医総監であった高木兼寛《かねひろ》（1849〜1920）は、東大医学部からの激しい批難、抵抗にあいながらも、海軍の兵食を「洋食＋麦飯」に変えた結果、脚気の死亡数を1883年からの2年ほどで激減させた。欧米ではこの高木の業績は高く評価され、米国のフィラデルフィア大学、コロンビア大学から名誉学位を授与されている。

その高木兼寛が創設したのが、東京慈恵会医科大学の前身の成医会講習所である。同大学の附属病院では、患者への毎日の昼食に「麦3割、白米7割」の麦飯を提供し、いまも患者の「体重減少」「血糖値の改善」などに役立たせているという。

血糖を下げる「ベスト食材」❺ そば

「石原式基本食」(126ページ)では昼食に「そば」をすすめるが、そばは完全栄養食品と言えるほど体にいい。8種類の必須アミノ酸を含む優良なタンパク質、動脈硬化を防ぐ植物性脂肪、エネルギー源となる炭水化物(多糖類)、さらにほとんどのビタミンやミネラルまでも入っている。

とくに「そばポリフェノール」(ビタミンP)は、脳卒中を予防し、また、脳の中の記憶中枢「海馬」領域の血行をよくすることで、ボケ予防や記憶力アップにも役立つ。

さらに、そばに含まれるミネラルのバナジウムは、血中コレステロールや糖分を減らすので、メタボ対策にもなる。

そして何よりそばが優秀なのは、炭水化物の中で「GI値」が最も低いもののひとつという点にある。つまり、血糖を下げる効果が期待できるのだ。

「GI」(Glycemic Index)とは、「炭水化物を含む食品を食べた時、炭水化物が消化されて糖に変化し、血液に吸収された時の血糖値の上がりやすさを示す指標」のこと。50gのブドウ糖を摂取した時を「GI＝100」とし、糖質量として同じ量になる他の食品を摂取して算出される。

白米、白パン、フライドポテト……などの炭水化物食品の中で、そばはGI値が最も低いため、同じ量の糖質を食べても血糖が一番上がりにくいのである。

しかも、「黒っぽいそば」ほど、GI値が低いことも明らかになっている。これは、「色の濃い食べ物＝陽性食品ほど、体を温める作用が強く、糖や脂肪を燃やし、血液中の糖や脂肪を低下させる」という漢方の理論（陰陽論）の正しさを証明していると言えよう。

しかもそばには、ビタミンEなどのビタミン、ミネラルのセレンなども多く含まれているので、がん予防効果も期待できる。

ちなみに、同じビタミンでもビタミンCは、そばに含まれていない。そこで、そばを食べる時には薬味のネギを一緒に摂ることで、補える。

血糖を下げる「ベスト食材」❻ 豆類

大豆（納豆、豆腐）、小豆《あずき》、黒豆など豆類に含まれる「サポニン」や「イソフラボン」にも、血糖降下作用があるとされている。

また、インゲン豆のさやには、インスリンの原料となる「亜鉛」が含まれていることのほかにも、さやにはインスリンと酷似した「ホルモン様物質」も含まれていることより、血糖降下作用がある。

先にもあげた漢方の「相似の理論」から考えると、インゲン豆はすい臓とその形がよく似ている。つまり、すい臓と同様のはたらきがあるといえる。

ヨーロッパでも中国でも「くるみは脳のはたらきをよくする」と昔から言われている。ヨーロッパでは「くるみの中のビタミンB群、植物性脂肪が脳のはたらきをよくするから」とするが、漢方では「くるみと脳の形が相似しているから」と考えられている。

血糖を下げる「ベスト食材」❼ ゴボウ

ゴボウに含まれる多量の「食物繊維（セルロース、リグニン）」が腸から血液への糖の吸収を抑制するほかに、ゴボウに含まれる「亜鉛」がインスリンの原料となり、また「マグネシウム」がインスリンのはたらきをよくしてくれる。

漢方の「相似の理論」から考えても、根菜であるゴボウは下半身の筋肉を強くするので、糖の消費を促進するといえる。

血糖を下げる「ベスト食材」8 ミカン

浜松医科大学（健康社会医学講座）と農研機構果樹研究所（現・農研機構果樹茶業研究部門）が2003年から10年間、浜松市三ヶ日町（当時）の住民1073人を追跡調査した。

その結果、「ミカンを毎日3〜4個食べる人は、ほとんど食べない人に比べて、糖尿病が57%、高脂血症が34%それぞれ少ない」ことが明らかになった。

これはミカンの黄色色素「β‐クリプトキサンチン」の薬理効果であろうとされている。

漢方医学では、2000年も前から、ミカンの果皮を干して乾かしたものを「陳皮《ちんぴ》」（陳＝古いほど薬効があるという意味）といい、「健胃」「鎮咳《ちんがい》（せき止め）」「鎮嘔《ちんおう》（吐き気止め）」「去痰《きょたん》（たん切り）」「発汗」作用があるとして、風邪薬や胃薬に用いてきた。

先の「β‐クリプトキサンチン」は、ミカンの身より皮に多く含まれている。

ということは、ミカンをよく洗って「焼きミカン」にして丸ごと食べたり、洗ってむいたミカンの皮を刻んで数日間、天日に干し、それを湯に入れて飲むなど、皮ごと摂るほうが効果が強い、ということである。

血糖を下げる「ベスト食材」❾ 緑茶、コーヒー

緑茶の渋味成分「タンニン」が、消化酵素のはたらきを抑えるので、胃腸での消化が遅れる。その結果、糖分の吸収が徐々に行なわれ、結果的に血糖を下げる。

日本人が食後にゆっくりお茶を飲む習慣は、血糖を急激に上げないためにも理にかなっていることがわかる。

また、コーヒーに含まれるポリフェノールの一種の「クロロゲン酸」は、糖の代謝を促進することで血糖を下げることにつながる。

血糖を下げる「ベスト食材」⑩ 黒砂糖

「白ネズミに75％の白砂糖を含むエサを3カ月与え続けると、白砂糖なしのエサで育てたネズミに比べて、血液中の中性脂肪値が2・5倍になる。しかし、白砂糖を含むエサに1％の黒糖オリゴ（黒砂糖の黒い色素成分）を混ぜると、血糖の急激な上昇や高脂血症を抑制して、糖尿病を防ぐ」という。

これは、糖や脂肪が腸から血液へ吸収されるのを「黒糖オリゴ」が抑えるからだという。「黒糖オリゴが血糖を下げる」ことについては、東京農業大学の栄養学の教授からも報告されている。

黒砂糖を「お茶請《う》け」として、500年以上にわたって珍重している種子島、屋久島、奄美大島では、長寿者が多いだけでなく、糖尿病にかかる人も全国平均よりずっと少ない。

血糖を下げる「ベスト食材」⑪ 赤ワイン

フランス人とドイツ人は牛や豚などの動物性脂肪の摂取量はほとんど同じなのに、心筋梗塞の発症率は、フランス人がドイツ人の4分の1以下だという。これはフランス人が愛飲する赤ワイン（の赤色素＝レスベラトロール）の抗酸化作用により、心筋の冠動脈の硬化が予防されるからだという。

米国テキサス大・サウスウェスタン医療センターのロベルト・コッパリ助教授らは、「食事により糖尿病を誘発したマウスに、レスベラトロールまたはプラセボ（偽薬）を注入する」という実験をした。

その結果、「レスベラトロール注入マウス」では、高脂肪食を与えていたのにもかかわらず、インスリンの分泌レベルが正常レベルの半分になった（糖尿病が改善した）ことをつきとめた（『Ｅｎｄｏｃｒｉｎｏｌｏｇｙ』オンライン版　２００９年10月9日号）。

しかし、一般的な医学的見解では、「アルコールはカロリーが高く、飲むと血糖を上げるので、糖尿病の人のアルコール摂取は不適切だ」という。これは本当なのだろうか。

ヨーロッパの研究機関が190人の糖尿病患者を、アルコールを飲む、飲まないの2つのグループに分けて調査した。

・A群……毎晩ワインを飲む
・B群……アルコールの摂取は厳禁

2つのグループそれぞれの「空腹時血糖」（正常値＝110㎎／dℓ未満）を追跡調査したところ、「アルコールを毎晩摂取するA群のほうが、アルコールを摂取しないB群より血糖値の平均が22㎎／dℓ低かった」という研究結果が発表されたことがある。

話は旧聞に属するが、2002年1月に、日本臨床内科医会が会員医師1249人を通じ、「1万2821人の糖尿病患者のアルコール摂取量とHbA1c（過去1〜2カ月の血糖の平均を表わす／正常値＝4・6〜6・2％）の値を調べたところ、

飲酒の量	HbA1c値
（1）非飲酒者	＝7・12％
（2）1合未満の人	＝6・93％
（3）1合〜3合未満の人	＝7・03％

（4）3合以上の人　＝　7・31％

という結果が得られた。「3合未満なら、アルコールを飲む人のほうが飲まない人より血糖のコントロールが良好」なのである。

また、糖尿病の合併症としては一番多い手足のしびれ、知覚障害、インポテンツなども、飲酒量が2合未満の人は、非飲酒者より少ないことも明らかになったという。

飲酒の最大の効能はストレス発散である。

会社での人間関係、疲労、睡眠不足など、心身への負担（ストレス）がかかると、副腎皮質からコルチゾール、副腎髄質からはアドレナリンが分泌されて血糖が上がる。こんなとき「適酒」はストレスを発散させ、血糖上昇ホルモンの分泌を抑制するのである。

かつて歌手の藤山一郎が昭和初期に大ヒットさせた『酒は涙か溜息か』の歌詞に、酒は……〝心の憂さの捨てどころ〟というくだりがあった。

飲酒によりリラックスすることで、交感神経の緊張がとれて、アドレナリン、コルチゾールの分泌が抑制される上に、副交感神経のはたらきがよくなることで心身ともにリラックスする。その結果、排せつ、分泌現象が旺盛になる。すい臓からのインスリンの分泌もよくなるという一面もあって、血糖が下がるのである。

「この成分」を多く含む食べ物❶ 食物繊維

食物繊維（多糖類）は、腸から血液への糖の吸収を阻止することで血糖を下げる。

「人間の腸の中で分解も消化もされない」という食物繊維は、海藻や豆類、野菜に多く含まれている。

キノコに含まれる「β-グルカン」（多糖類）や、オクラに含まれる「ムチン」や「ガラクタン」（多糖類）、コンニャクに含まれる「グルコマンナン」（多糖類）も同様の作用で血糖を下げる。

左の表は100gあたりの食物繊維が多い食べ物である。

どの食べ物に食物繊維が多いか

きくらげ	57.4
干しひじき	43.3
干ししいたけ	41.0
かんぴょう	30.1
切り干し大根	20.3
大豆(乾)	17.1
生ひじき	13.0
おから	11.5
生こんぶ	10.8
干し柿	10.8
アーモンド	10.4
胚芽	7.8
オートミール	7.5

納豆	6.7
生大豆	6.5
ゴボウ	5.7
ライ麦パン	5.2
タケノコ	3.3
玄米	3.0
サツマイモ	2.3
コンニャク	2.2
イチジク	1.9
リンゴ	1.5
イチゴ	1.4
バナナ	1.1

単位(g)
(食物の100gあたり繊維含有量)

「この成分」を多く含む食べ物❷　亜鉛

亜鉛はインスリンの原料になる。

亜鉛を多く含む食べ物

・玄米、小麦胚芽、ゴマ
・ホウレンソウ、キャベツ
・アユ、魚介類（アサリ、イカ、牡蠣《かき》、カニ、タコ）
・卵
・黒砂糖、ハチミツ
・ココア、チョコレート

「この成分」を多く含む食べ物❸クロム

クロムはインスリンと似たはたらきをする。インスリンと協力して、血糖を人体にある60兆個の細胞に送り込む。

クロムを多く含む食べ物

- ・玄米、胚芽（米、小麦）、そば
- ・シイタケ、ブロッコリー、ザーサイ
- ・サトウキビ、黒砂糖
- ・牛肉、鶏肉、レバー
- ・アナゴ、ホタテなど魚介類（エビ、カニ、イカ、タコ、貝）
- ・海藻
- ・粗塩《あらじお》

「この成分」を多く含む食べ物❹ マンガン

マンガンはインスリンを分泌するすい臓のβ細胞の形成に関与して、インスリンの分泌を促し、血糖を下げる。

マンガンを多く含む食べ物

・玄米、豆類
・ホウレンソウ、ネギ
・オレンジ、アンズ
・牛乳、チーズ、ヨーグルト
・アユ、魚介類（牡蠣、エビ、カニ、イカ）
・海藻
・粗塩

「この成分」を多く含む食べ物❺ マグネシウム

マグネシウムはインスリンのはたらきを増強する。

マグネシウムを多く含む食べ物

・玄米、小麦胚芽
・大根、トマト、ホウレンソウ、セロリ、レタス
・ブドウ
・アユ
・海藻
・牛乳、チーズ、ココア、チョコレート
・ビール

「この成分」を多く含む食べ物❻ ビタミンB_6

ビタミンB_6はタンパク代謝酵素として知られているが、ほかにブドウ糖からアミノ酸を合成するのを助ける酵素としてはたらき、結果的に血糖を下げることにつながる。

ビタミンB_6を多く含む食べ物

・玄米、小麦胚芽
・豆類、ナッツ
・キャベツ、ピーマン、ニンジン、緑黄色野菜
・バナナ
・牛乳
・レバー、肉類

「この成分」を多く含む食べ物❼ ビタミンB_{13}

ビタミンB_{13}は糖の代謝を補う酵素であり、血糖を下げるはたらきをする。

ビタミンB_{13}を多く含む食べ物

・玄米、小麦胚芽
・牛乳

「この成分」を多く含む食べ物❽ タウリン

タウリン（イオウを含む遊離アミノ酸）には、以下のようなさまざまな作用がある。

①肝臓のはたらきを強化
②胆石の溶解
③血中コレステロールの低下
④強心作用
⑤血圧低下
⑥血栓予防

このほか、インスリンの分泌を促し、糖尿病を防ぐことも明らかにされている。

タウリンを多く含む食べ物

・エビ、カニ、イカ、タコ、貝、牡蠣

魚介類のタウリン含有量

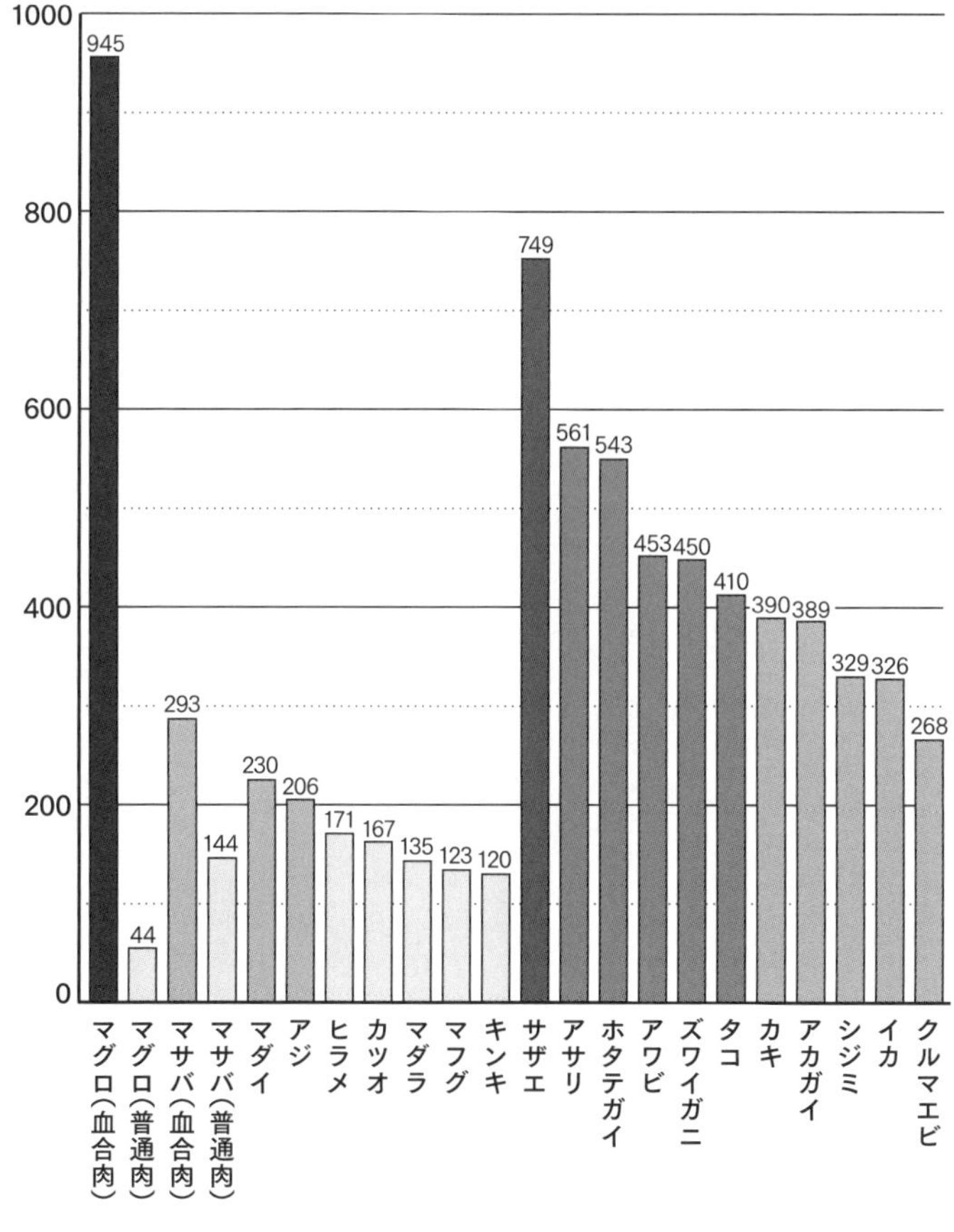

(女子栄養大学短期大学部国崎教授の測定を抜粋)
(単位:mg/可食部100g)

「この成分」を多く含む食べ物⑨ ベタイン

エビの甘味を醸《かも》し出しているベタインはアミノ酸の一種で、血糖や血液中のコレステロールを下げる作用がある。

ベタインを多く含む食べ物

・エビ

糖尿病の予防、改善のためにも、ここまであげてきた血糖を下げる食べ物を、食生活の中に大いに取り入れるといいだろう。

具体的には、次からのレシピも参考にしていただきたい。

血糖を下げる 簡単・おいしいレシピ

レシピ作成：鈴木純

■タマネギを使ったレシピ

①タマネギとコンニャクの生姜焼き

□タマネギ　1個
□コンニャク　1枚
□生姜　60g
□オリーブオイル　少々

Ⓐ
□しょうゆ　大さじ2
□酒　大さじ2
□みりん　小さじ1
□ハチミツ　大さじ1と1／2

①タマネギはくし形に切る。コンニャクは両面に細かく切り込みを入れ、一口大に切り、湯通しをする。
②生姜は皮ごとすりおろし、Ⓐと合わせる。
③フライパンにオリーブオイルを入れ、①を炒め、焼き色がついたら②を加えてさらに炒める。

※タマネギの「グルコキニン」、コンニャクの「食物繊維」に血糖降下作用がある。

②タマネギとわかめのおかか和え

□タマネギ　1個
□わかめ　10g
□削りがつお　3g
□しょうゆ　大さじ1
□レモン汁　大さじ2

①タマネギは薄切りにして、水に浸し、水気を切る。
②ボウルに①とわかめを入れ、削りがつお、しょうゆ、レモン汁を加えて、和《あ》える。

※タマネギの「グルコキニン」、わかめの「食物繊維」「クロム」「マンガン」「マグネシウム」に血糖降下作用がある。

■ヤマイモを使ったレシピ

①ヤマイモの千切りサラダ納豆ドレッシング

□ヤマイモ　10㎝
□納豆　1パック

Ⓐ
□ポン酢　大さじ4
□ゴマ油　大さじ1
□すりゴマ　大さじ1
□ハチミツ　大さじ1

①ヤマイモは千切りにする。
②ボウルに納豆、Ⓐを入れ、よくまぜ、①にかける。

※ヤマイモの「デオスコラン」、納豆の「食物繊維」「マンガン」「ビタミンB_6」に血糖降下作用がある。

②オクラとろろ

□オクラ　1袋
□ヤマイモ　10㎝
□きざみノリ　少々

Ⓐ
□しょうゆ　大さじ2
□ゴマ油　大さじ1
□すりゴマ　大さじ1
□ハチミツ　大さじ1

①オクラをゆで、食べやすい大きさに切る。
②ヤマイモをすりおろし、Ⓐを加えてよくまぜる。
③②に①をのせ、きざみノリをふる。

※オクラの「ムチン」、ヤマイモの「デオスコラン」に血糖降下作用がある。

■玄米を使ったレシピ

①玄米とキャベツのガーリックチャーハン

□玄米（炊いた）　茶碗2杯分　□ニンニク　2かけ　□オリーブオイル　大さじ1
□キャベツ　1／8個　□しょうゆ　大さじ3　□酒　大さじ3
□タマネギ　1／4個　□こしょう　少々

①キャベツ、タマネギ、ニンニクはみじん切りにしておく。
②フライパンにオリーブオイルをひき、ニンニクを先に入れて炊め、きつね色になったらキャベツ、タマネギを入れ、火が通ったら玄米を入れ、しょうゆ、こしょうで味を調え、酒をふり、よく炒める。

※玄米の「食物繊維」「γ-オリザノール」「レジスタントスターチ」、タマネギ、ニンニクの「グルコキニン」に血糖降下作用がある。

②玄米と磯ノリのおじや

□玄米（炊いた）　茶碗2杯分
□なめこ　1袋
□磯ノリ　5g

Ⓐ
□だし汁　300㎖　□酒　大さじ2
□しょうゆ　大さじ3　□みりん　大さじ2

① 鍋に玄米とⒶとなめこを入れ、少しコトコト煮る。
② 玄米が少し柔らかくなったら、磯ノリを入れる。

※玄米の「食物繊維」「γ-オリザノール」「レジスタントスターチ」、磯ノリの「食物繊維」「クロム」「マンガン」「マグネシウム」、なめこの「食物繊維」に血糖降下作用がある。

■麦飯を使ったレシピ

①塩サバとキノコのまぜ麦飯

□麦飯（炊いた）　茶碗2杯分　□ニンニク　1かけ　□酒　大さじ1
□塩サバ　1／2枚　□オリーブオイル　大さじ1
□しめじ　1パック　□しょうゆ　大さじ1

①塩サバを焼いてほぐす。ニンニクはみじん切りに。しめじは石突きをとってほぐす。
②フライパンにオリーブオイルをひき、ニンニク、しめじを入れて炒め、しょうゆ、酒で味を調える。
③炊き上がった麦飯に①の塩サバと②を入れ、よくまぜる。

※麦飯の「食物繊維」、サバの「タウリン」、しめじの「食物繊維」、ニンニクの「グルコキニン」に血糖降下作用がある。

②麦飯とろろアボカド、なめ茸入り

□麦飯（炊いた）　茶碗2杯分
□ヤマイモ　10㎝
□アボカド　1個
□きざみノリ　少々

Ⓐ
□なめ茸　大さじ3
□しょうゆ　大さじ1
□ハチミツ　小さじ1

①ヤマイモはすりおろし、アボカドは食べやすい大きさに切っておく。
②①にⒶを入れ、よくまぜ、炊き上がった麦飯の上にかけ、きざみノリをふる。

※麦飯の「食物繊維」、ヤマイモの「デオスコラン」、なめ茸の「食物繊維」、ノリの「食物繊維」「クロム」「マンガン」「マグネシウム」に血糖降下作用がある。

■インゲン豆を使ったレシピ

①インゲンの豆腐マヨネーズ和え

□インゲン　1袋

Ⓐ
□豆腐　1／2丁
□クレイジーソルト　少々
□こしょう　少々
□オリーブオイル　100ml
□ハチミツ　大さじ3
□すりゴマ　大さじ1
□リンゴ酢　大さじ3

①インゲンはゆでて長さを1／4ぐらいに切っておく。
②Ⓐをよくまぜ、豆腐マヨネーズを作り、①のインゲンと和える。

※インゲン豆の「亜鉛」「ホルモン様物質」、豆腐の「サポニン」「イソフラボン」、クレイジーソルト（岩塩とハーブがブレンドされたもの）の「マンガン」「マグネシウム」「亜鉛」「クロム」に血糖降下作用がある。

②インゲンとキャベツのペペロンチーノ風

□インゲン　1袋
□キャベツ　1／4個
□ニンニク　2かけ
□タカのつめ　少々
□オリーブオイル　大さじ5
□塩　少々
□こしょう　少々
□白ワイン　大さじ3

①インゲンは長さ1／3、キャベツはインゲンと同じくらいの長さに切っておき、ニンニクはスライスしておく。

②フライパンにオリーブオイルとニンニク、タカのつめを入れ、きつね色になるまで炒めて、①を入れ、塩、こしょうを入れ、味を調え、白ワインを入れ、強火でサッと炒める。

※インゲン豆の「亜鉛」「ホルモン様物質」、ニンニクの「グルコキニン」、キャベツの「食物繊維」「亜鉛」「ビタミンB_6」に血糖降下作用がある。

■ゴボウを使ったレシピ

①ゴボウとコンニャクのきんぴら

□ゴボウ　1／3本
□コンニャク　1／2枚

Ⓐ
□生姜千切り　少々
□しょうゆ　大さじ3
□酒　大さじ2
□みりん　大さじ2

Ⓑ
□山椒　少々
□すりゴマ　少々
□ゴマ油　少々

①ゴボウとコンニャクは、なるべく細く食べやすい大きさに切っておく。
②フライパンにゴマ油をひき、①を入れて炒める。
③②にⒶを入れ、味を調え、Ⓑを入れてよく炒める。

※ゴボウとコンニャクに含まれる多量の「食物繊維」に血糖降下作用、生姜の「ジンゲロン」「ジンゲロール」「ショウガオール」に温め、血糖降下作用がある。

②ゴボウとキャベツのガーリックサラダ

□ゴボウ　1／3本
□キャベツ　1／4個
□ニンニク　2かけ
□オリーブオイル　大さじ3
□削りがつお　3g

Ⓐ
□塩　少々
□こしょう　少々
□ハチミツ　大さじ1
□レモン汁　大さじ2

①ゴボウ、キャベツを千切りにしておく。
②フライパンにオリーブオイル、ニンニクを入れて火にかけ、きつね色になったらゴボウを入れ、炒めて冷ましておく。
③ボウルにキャベツの千切りと②を入れ、Ⓐで味を調え、削りがつおで和える。

※ゴボウ、キャベツの「食物繊維」、ニンニクの「グルコキニン」、削りがつおの「タウリン」に血糖降下作用がある。

■切り干し大根を使ったレシピ

切り干し大根とイカのカレー炒め

□切り干し大根　50g
□しめじ　1パック
□塩　少々
□イカ　1／2杯
□ニンニク　1かけ
□カレー粉　大さじ1
□タマネギ　1／2個
□オリーブオイル　大さじ2
□青ノリ　少々

①切り干し大根を水で戻しておき、食べやすい大きさに切っておく。
②しめじは石突きをとってほぐし、イカ、タマネギ、ニンニクはスライス。
③フライパンにオリーブオイルをひき、ニンニクを先に入れて炊め、①、②を加えてカレー粉と塩で炒め、青ノリをふる。

※イカの「タウリン」、切り干し大根、しめじの「食物繊維」、タマネギの「グルコキニン」に血糖降下作用がある。

■大豆を使ったレシピ

大豆とブロッコリーのトマト煮

□大豆水煮　１００g
□ブロッコリー　１／３個
□タマネギ　１／２個
□ニンニク　２かけ
□塩　少々
□こしょう　少々
□ハチミツ　大さじ２
□オリーブオイル　大さじ３
□トマト水煮　３００㎖

①ブロッコリーは食べやすい大きさに切り、タマネギ、ニンニクはスライスしておく。
②フライパンにオリーブオイルをひき、ニンニクを入れて炊め、きつね色になったらブロッコリー、タマネギ、大豆水煮、トマト水煮を入れてコトコト煮る。
③火が通ったら、塩、こしょう、ハチミツで味を調える。

※大豆の「サポニン」「イソフラボン」、ブロッコリーの「食物繊維」、タマネギ、ニンニクの「グルコキニン」、塩の「マンガン」「マグネシウム」「亜鉛」に血糖降下作用がある。

■ミカンを使ったレシピ

①ミカンとホウレンソウのサラダ

□ミカン　1個
□ホウレンソウ　1束

Ⓐ
□クレイジーソルト　少々
□こしょう　少々
□オリーブオイル　大さじ4
□ハチミツ　大さじ2

①ホウレンソウをゆで、食べやすい大きさに切っておく。
②ボウルに小分けにしたミカンと①を入れ、Ⓐで和える。

※ミカンの「β-クリプトキサンチン」、ホウレンソウの「食物繊維」、クレイジーソルトの「マンガン」「マグネシウム」「亜鉛」「クロム」に血糖降下作用がある。

②ミカンのハチミツ漬け

□ミカン　1個

Ⓐ
□レモンの皮　少々
□ハチミツ　100㎖
□オレンジリキュール　小さじ1

①レモンの皮の内側の白い部分を取り除き、千切りにする。
②容器に小分けにしたミカンとⒶを入れ、半日から1日ほど漬け込む。

※ミカンの「β-クリプトキサンチン」、レモンの皮の「食物繊維」、ハチミツの「オリゴ糖」に血糖降下作用がある。

■タウリンが多いメニュー

①エビとブロッコリーの豆腐グラタン

□むきエビ　200g　□ニンニク　1かけ
□ブロッコリー　1／2個　□オリーブオイル　大さじ2
□豆腐　1丁

Ⓐ
□しょうゆ　大さじ2
□こしょう　少々
□ハチミツ　大さじ1

①ブロッコリーはゆでておく。
②ニンニクをスライスし、オリーブオイルで炊め、エビも炒めてブロッコリーと一緒にしておく。
③ミキサーに豆腐を入れ、Ⓐとよくまぜる。
④グラタン皿に②を入れ、③をかけてオーブンで焼く。

※エビの「タウリン」「ベタイン」、ブロッコリーの「食物繊維」、豆腐の「サポニン」「イソフラボン」、ニンニクの「グルコキニン」に血糖降下作用がある。

②タコとオクラのマリネ

□ゆでタコ　足2本
□オクラ　1袋
□タマネギ　1／2個

Ⓐ
□ニンニクおろし　少々
□オリーブオイル　大さじ5
□クレイジーソルト　少々
□こしょう　少々
□ハチミツ　大さじ3

①タコはスライス、オクラはゆでて食べやすい大きさに切っておく。タマネギはみじん切りにする。
②Ⓐをボウルに入れ、よくまぜ、①と合わせる。

※タコの「タウリン」、オクラの「食物繊維」、タマネギ、ニンニクの「グルコキニン」、クレイジーソルトの「マンガン」「マグネシウム」「亜鉛」「クロム」に血糖降下作用がある。

■食物繊維が多いメニュー

①きくらげの中華風サラダ

□きくらげ　10g
□キャベツ　1／6個
□キュウリ　1／2本
□タマネギ　1／2個

Ⓐ
□ゆずポン酢　100㎖
□ハチミツ　大さじ3
□こしょう　少々
□ゴマ油　少々
□おろし生姜　少々

①きくらげは水で戻し、細かく切っておく。
②キャベツ、キュウリ、タマネギもスライスして、Ⓐをよくまぜ、合わせる。

※きくらげ、キャベツ、キュウリの「食物繊維」、タマネギの「グルコキニン」に血糖降下作用がある。

②干しシイタケと白菜のスープ

□干しシイタケ　5つ
□水　500㎖
□白菜　1／8個
□長ネギ　1／2本

Ⓐ
□酒　大さじ3
□塩　少々
□こしょう　少々
□生姜千切り　少々

①鍋に水を入れ、干しシイタケを10分ほどゆでて取り出し、石突きを取り除き1／4に切り、鍋に戻す。
②白菜、長ネギはスライスし、①に入れ、Ⓐと一緒に煮て味を調える。

※シイタケ、白菜の「食物繊維」、長ネギの「グルコキニン」、塩の「マンガン」「マグネシウム」「亜鉛」「クロム」に血糖降下作用がある。

③干しひじきとヤマイモのさつま揚げ

□干しひじき　10g
□魚のすり身　300g
□ヤマイモ　5cm
□長ネギ　1／8本
□生姜すりおろし　小さじ1

Ⓐ
□しょうゆ　大さじ2
□酒　大さじ1

①ひじきは水で戻しておき、長ネギはみじん切り、ヤマイモはすりおろしておく。
②魚のすり身をフードプロセッサーに入れ、ヤマイモと生姜すりおろし、Ⓐを入れてよくまぜる。
③②にひじきと長ネギを入れ、よくまぜ、食べやすい大きさに平たくして、150℃ぐらいの油で揚げる。

※ひじきの「食物繊維」、ヤマイモの「デオスコラン」、長ネギの「グルコキニン」に血糖降下作用がある。

④かんぴょう生姜甘煮

□かんぴょう　50g
□塩（塩もみ用）　少々

Ⓐ
□生姜千切り　少々　□しょうゆ　大さじ3
□黒砂糖　大さじ3　□水　300㎖
□みりん　大さじ3

①かんぴょうは水洗いし、塩もみ（塩をかけ手でよくもみ、数分おく）する。
②塩もみしたかんぴょうをよく洗い、水に5分くらいつけておく。熱湯で10分くらい煮てゆでこぼし（沸騰したらゆで汁を捨てる）、よく絞り、食べやすい大きさに切る。
③鍋に②とⒶを入れ、弱火で煮る。

※かんぴょうの「食物繊維」、塩の「マンガン」「マグネシウム」「亜鉛」「クロム」、生姜の「ジンゲロン」「ジンゲロール」「ショウガオール」、黒砂糖の「黒糖オリゴ」「亜鉛」に血糖降下作用がある。

⑤桜エビとえんどう豆のおから

□おからパウダー　20g
□山椒　少々
□桜エビ（乾）　5g
□とうがらし　少々
□えんどう豆水煮　少々

Ⓐ
□だし汁　200㎖
□しょうゆ　大さじ2
□酒　大さじ1
□みりん　大さじ1
□ハチミツ　大さじ1

Ⓑ
□おからパウダー　20g
□桜エビ（乾）　5g
□えんどう豆水煮　少々

①Ⓐをフライパンに入れてひと煮立ちさせ、Ⓑを入れ、弱火でゆっくり木ベラでまぜながら炒め煮する。

②おからパウダーがよくまざったら、山椒、とうがらしを入れ、よく炒める。

※エビの「ベタイン」、おからの「食物繊維」、山椒、とうがらしの「体熱上昇効果」に血糖降下作用がある。

⑥オクラと干し柿のサラダ

□干し柿　2個
□オクラ　1袋
□アーモンド　5粒

Ⓐ
□オリーブオイル　大さじ5
□クレイジーソルト　少々
□ハチミツ　大さじ1
□レモン汁　大さじ1

①干し柿は細かく切っておき、オクラはゆでて食べやすい大きさにしておく。
②アーモンドはみじん切りにしておき、Ⓐをよくまぜ、ボウルに①とともに入れ、和える。

※干し柿、オクラの「食物繊維」、クレイジーソルトの「マンガン」「マグネシウム」「亜鉛」「クロム」に血糖降下作用がある。

⑦わかめと焼きノリのオートミール粥

□オートミール　50g
□水　200㎖
□長ネギ　1／4本
□大葉　5枚

□わかめ　10g
□焼きノリ（大）　1枚

Ⓐ
□しょうゆ　大さじ1
□酒　大さじ1
□だしの素　小さじ1

①長ネギ、大葉はみじん切りにし、わかめは食べやすい大きさに切っておく。
②鍋にオートミール、水、Ⓐを入れ、中火で少し煮て、長ネギ、大葉、わかめを入れてまぜ、焼きノリをちぎってのせる。

※オートミール、わかめ、焼きノリの「食物繊維」、長ネギの「グルコキニン」に血糖降下作用がある。

⑧納豆とモロヘイヤのキムチ和え

□納豆　2パック
□モロヘイヤ　1束
□キムチ　100g
□タマネギ　1／2個
□ハチミツ　大さじ1
□すりゴマ　大さじ1

①タマネギはスライスし、キムチは細かくきざみ、モロヘイヤはさっとゆでて、同じようにきざんでおく。
②ボウルに納豆と①を入れ、ハチミツとすりゴマを入れ、味を調える。

※納豆、モロヘイヤ、ゴマの「食物繊維」、キムチの「体熱上昇効果」、タマネギの「グルコキニン」に血糖降下作用がある。

血糖《けっとう》を下《さ》げる
すぐ効《き》く食《た》べ方《かた》食《た》べ物《もの》

著　者──石原結實（いしはら・ゆうみ）

発行者──押鐘太陽

発行所──株式会社三笠書房

〒102-0072 東京都千代田区飯田橋3-3-1
電話：(03)5226-5734（営業部）
：(03)5226-5731（編集部）
http://www.mikasashobo.co.jp

印　刷──誠宏印刷

製　本──若林製本工場

編集責任者　長澤義文
ISBN978-4-8379-2756-3 C0030